CHUVA QUE CURA

*Minha Jornada Recebendo a Cura
Através da Adoração*

Diana Scates

Todas as citações das Escrituras, salvo indicação em contrário, são extraídas da Bíblia Almeida Revista e Atualizada (ARA).

Outras versões utilizadas são:
NVI-PT – Nova Versão Internacional - Português
ARC – Almeida Revisada e Corrigida
AMP - Escrituras são tiradas de The Amplified Bible, Copyright © 1987 pela The Zondervan Corporation.
NIV-EN - Escrituras são tiradas da Holy Bible: New International Version, Copyright © 1973, 1978. 1984 by the International Bible Society.

Design da capa: Diana Scates of Rivers of Judah Ministries
www.riversofjudah.com
Fotos: Lance Scates - lance@riversofjudah.com e Joe Leineweber da Pexels.
Colaboradores: Lance Scates, Paul Cuny, Charles Portela e Daniela Monteiro

Editado por: Márcio Alves

Impresso nos Estados Unidos da América por KDP
Primeira impressão 2018
Para entrar em contato com: diana@riverofjudah.com

ISBN-13: 978-1-7324390-1-6

Eu dedico esta obra literária a Deus. Sem o Seu amor e misericórdia, eu não estaria viva hoje para publicar este livro. Eu considero a oportunidade de descrever a minha jornada como parte do propósito de Deus para mim, neste lado da eternidade.

Aos nossos amigos e conhecidos que têm estado em nossas orações e que lutaram contra essa terrível doença chamada câncer. Alguns deles ainda estão conosco, correndo a corrida da vida, e outros já estão com o Pai.

Meu carinho vai para as famílias dos meus queridos amigos Rita Pires (Ritinha), Luci Almeida e Juvenal Auge. Vocês foram heróis. Vocês lutaram uma grande batalha como guerreiros e tivemos o privilégio de estar ao seu lado em oração e encorajamento. Agora, vocês estão com o Pai na eternidade, mas seu legado permanece.

Chuva que Cura é um retrato comovente de uma jornada pela vida ou morte após um diagonóstico de câncer – um desafio muito comum atualmente. Diana Scates é uma forte mulher de Deus que fala abertamente sobre sua jornada, que inclui o choque da descoberta do diagnóstico, a negação e o seu desespero por um toque de Deus. *Chuva que Cura é* mais do que um livro sobre a jornada de uma pessoa através de uma crise. Diana compartilha valiosas pepitas de verdades com aplicações práticas que foram obtidas durante sua travessia pelas provas de fogo da vida. Suas sugestões para superar momentos de crise podem ser adotadas por qualquer pessoa durante sua caminhada pessoal. *Chuva que Cura é* um livro sobre uma mulher ouvindo a voz de Deus em um momento desesperador e decidindo apostar sua vida nas palavras de Deus. *Chuva que Cura é* um livro sobre a jornada pessoal de Diana, mas também é um livro sobre um Deus amoroso que não a deixaria em tempos sombrios. Eu fiquei profundamente comovido com *Chuva que Cura* e dou a minha mais forte recomendação!

Paul L. Cuny
Presidente do MarketPlace Leadership International
www.marketplaceleadership.com
Autor dos livros O Segredo da Economia do Reino e O Povo Neemias

Como marido de Diana, também fiquei surpreso com as palavras finais do médico de que minha esposa foi diagnosticada com câncer. Então, juntos desde do início, começamos a tomar decisões sábias de como filtrar quaisquer palavras negativas – nossas ou de outras pessoas – que roubariam a nossa fé. Nós nunca aceitamos o câncer em sua vida, pois considerávamos este uma doença ilegal em seu corpo. Este livro é sobre uma esposa incrível que nunca desistiu, mas adorou Jesus com sua flauta mesmo em meio à dor. Ela poderia estar fisicamente fraca, mas seu espírito era forte Nele, por isto, ela saiu vitoriosa desta situação glorificando ao Pai. Jamais esquecerei aqueles dias quando nos sentíamos abraçados pelo amor de Deus e Ele cantava sobre nós nos fortalecendo. Não há palavras suficientes para agradecer ao Senhor e a todos aqueles que nos abençoaram tanto. A Ele seja toda a glória, honra e louvor.

Lance Scates – Esposo e Músico
Co-fundador do Rivers of Judah Ministries
www.riversofjudah.com

Esta obra escrita é um testemunho de superação de quem fez da fé o seu sustentáculo de força para vencer todas as adversidades, de natureza física e também emocional, desenvolvendo uma inteligência espiritual exemplar. Como testemunhas oculares e coprotagonistas, amigos e irmãos em Cristo nesse percurso vitorioso, podemos dizer que hoje você tem nas mãos um livro de uma autora de profunda experiência e resilência, que será um instrumento motivador para qualquer desafio que você, leitor ou leitora, possa enfrentar.

Anthony & Fernanda Portigliatti PhD
Presidente, Chanceler e Pastores da
Florida Christian University
Orlando, Florida - www.fcuonline.com

Diana caminhou através do fogo ao enfrentar o câncer e pela graça de Deus ela saiu vitoriosa. Neste livro, ela é aberta e sincera sobre as batalhas que enfrentou quando foi diagnosticada com câncer. Durante a sua leitura, você irá aprender como ser um vencedor e experimentar as muitas vitórias pelas quais ela passou. O câncer é tão prevalente hoje que muitos simplesmente ficam paralisados de medo quando a palavra é mencionada. Entretanto, através deste livro, você encontrará um testemunho vivo de alguém que, com a ajuda de Deus, família, amigos, médicos e muitos intercessores, aprendeu a superar o medo e mostrar o caminho da vitória à muitas outras pessoas, através do que ela passou. Esta mensagem é para aqueles que lutam contra o câncer, para aqueles que estão cuidando de entes queridos com câncer, ou para aqueles que gostariam de saber como estar melhor preparados para ajudar os outros.

Bradley Stuart
Diretor do Yada International
http://yadainternational.com

Conheço a Diana Scates há muito tempo e temos um bom relacionamento. Essa escrita se tornará primordial para a vida daqueles que acreditam que a fé pode realmente mover todas as coisas. A leitura vai te inspirar a crer mais em Deus, saber que ELE é imutável e que cumpre suas promessas. Acima de tudo, em minha opinião, o leitor verá que Deus sempre tem a última palavra. Não podemos explicar todos os propósitos e caminhos que Deus traça, mas há uma certeza: ELE tem a palavra final. Creia!! E veja nas páginas deste livro motivação para a sua fé.

Mercia Leite Sousa
Corretora de Imóveis em Orlando, Florida
http://vizinhodomickey.com

Falar sobre a Diana Scates em poucas palavras não é difícil. O difícil foi o que ela passou há alguns anos, quando esteve de frente para a morte por muitos dias, mas soube confiar e esperar pela intervenção de Deus. E Ele veio no tempo certo para marcar com uma linha divisória da sua história humana como mulher, esposa e serva cristã. A sua experiência de sobreviver a um câncer mortal, a levou a experimentar o favor imerecido de Deus e a relacionar-se, com compaixão e empatia, com quem esteve, ou está em frente àz mesma realidade em que ela esteve. O que Diana fala no seu livro, nada mais é do que a sua própria história escrita e compartilhada para ajudar outras pessoas a acreditar que é possível atravessar "pelo vale da sombra da morte" e chegar a lugares seguros e abundantes que a vida proporciona. Boa leitura!

Gilmar Sousa
Pastor e Capelão em Orlando, Florida

AGRADECIMENTOS

Eu gostaria de agradecer a algumas pessoas muito importantes que tornaram este livro possível. Obrigada ao meu marido, Lance, por seu amor e apoio desde o primeiro dia em que fui diagnosticada com câncer até o último dia de tratamento. Não tenho palavras para expressar minha gratidão. Seu encorajamento e sua devoção a Deus me ergueram durante estes dias difíceis da minha vida. Eu te amo muito.

Obrigada à minha família: Geraldo, Selma, Rosanna, Rubens, Ruben, Jessica, Núria e Edna. Vocês escolheram mergulhar de todo o coração nesta batalha contra esta doença horrível, tão desconhecida para todos nós, sem hesitação e medo. Suas orações e apoio emocional foram muito importantes para minha recuperação.

Obrigada aos meus primos Lúcia e Alexandre (e respectivas famílias). Vocês torciam por nós o tempo todo.

Obrigada a toda a família Scates e a todos os guerreiros de oração que se posicionaram conosco na brecha.

Obrigada aos meus queridos amigos: Anthony e Fernanda Portigliatti. Vocês abraçaram essa jornada conosco em muitos aspectos. Vocês são demais! Não tenho palavras para agradecer o suficiente.

Obrigada a Mércia e Gilmar Sousa, Betinho e Marcia Boselli, Raimundo, Márcia e toda a família Veloso, Valeria e Eduardo Oliveira e a família Boletti que nos encorajaram e intercederam por nós. Obrigada do fundo do meu coração!

Obrigada às minhas amigas Andrea Almeida, Dani Veloso e Valéria Cristina Oliveira, que estavam presentes e dispostas a conversar e rir, fazendo-me sentir que a vida estava normal de novo.

Obrigada à Oneida e família, que intercederam por nós incansavelmente.

Obrigada à Luzia, Sonia e Mercia, que me ajudaram a organizar minha casa quando eu não pude.

Obrigada a todos os queridos amigos pastores em Orlando que oraram e nos encorajaram durante esta jornada.

Obrigada a todos os médicos e enfermeiros que me ajudaram a passar por esse período desafiador de tratamento.

A todos, os meus mais sinceros agradecimentos!

"A tua palavra é
lâmpada que ilumina
os meus passos e luz que
clareia o meu caminho.

Salmos 119:105

ÍNDICE

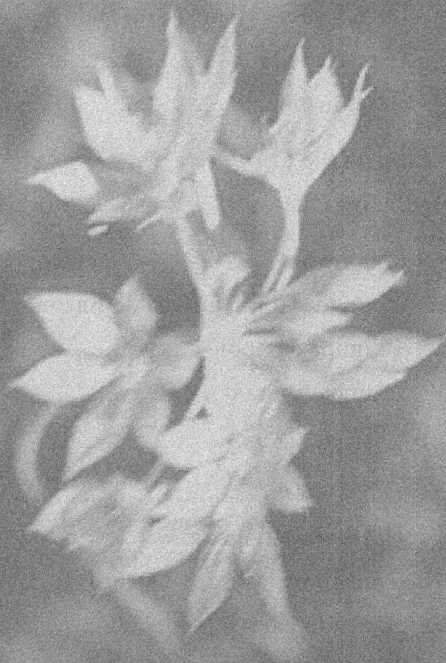

Esperança

PREFÁCIO

Eu creio que não exista nada mais temido em nossa cultura moderna do que um diagnóstico de câncer! Atualmente é difícil encontrar uma única família que não tenha sofrido a perda terrível e dolorosa de um amigo ou ente querido devido a essa doença implacável. Milhões de pessoas maravilhosas e milhares de crianças morrem a cada ano do seu cruel domínio. A própria menção da doença implica uma sentença de sofrimento e morte!

No entanto, de vez em quando nós cruzamos com alguém que enfrentou o câncer, derrotou-o, superou-o e viveu para contar sobre ele. Essa é a incrível experiência da minha amiga Diana Scates. Diana é uma adorável jovem profissional que, no auge de sua vida, foi diagnosticada com câncer. Como você poderia esperar, o impacto inicial foi devastador! No entanto, ela se levantou para aceitar o desafio. É importante entender que Diana aceitou o desafio, mas ela nunca aceitou o câncer!

Se você tiver o prazer de conhecê-la, Diana não o impressionará como uma mulher particularmente "forte". Ela é alta e esbelta de uma maneira delicada. Seu tom de voz é geralmente baixo e é muito educada. Mas sob esse exterior feminino singelo está o coração de uma guerreira. Ela queria desesperadamente viver e estava disposta a enfrentar a maior batalha de sua vida e fazer o que fosse necessário para que isso acontecesse.

Este livro é o registro da sua jornada de decisão, determinação, disciplina, sacrifício e principalmente de sua fé. Diana quer que sua história seja contada como um testemunzho de esperança para todos os que estejam enfrentando o câncer ou qualquer outra doença com risco de vida. Ela honestamente acredita que porque ela lutou e ganhou, você também pode lutar e vencer.

Missionário Dan Duke
Ministério Uma Chamada Para as Nações - Call to the Nations
www.fireandglory.com

"Eu é que sei que pensamentos tenho a vosso respeito, diz o Senhor pensamentos de paz e não de mal, para vos dar o fim que desejais."

Jeremias 29:11

INTRODUÇÃO

Deus tem uma maneira especial de transformar um evento terrível em nossas vidas em algo que inspira, encoraja ou abre nossos ouvidos (e coração) para ouvi-Lo. Seu amor para conosco é tão indescritível que a falta de palavras nos deixa com apenas uma opção para receber este imenso amor: acreditar e receber o Seu amor pela fé. O objetivo deste livro é conectar e reviver memórias do amor imensurável de Deus, a Sua bondade e a Sua verdade mais profunda a respeito da fé para a Sua glória.

Adoro ler biografias e assistir a filmes inspirados em histórias verdadeiras. Histórias pessoais são indiscutíveis por causa de sua singularidade. A Bíblia está cheia de histórias de pessoas de diferentes origens, raças e etnias que inspiraram muitos. Alguns meses depois que terminei meu último tratamento com radiação, senti o desejo de compilar minha jornada. Embora eu goste de escrever, sabia que essa experiência em particular deveria ser compartilhada com um público maior. Confesso que fui pega de surpresa com esse pensamento, mas aceitei o desafio.

As páginas que estão à sua frente irão levá-lo através da minha jornada pessoal do período mais sombrio da minha vida até então. Durante essa fase, tive o privilégio de contar com minha família e amigos que me deram todo o apoio de que eu precisava, pelo qual sou muito grata. No entanto, eles eram a equipe de apoio e eu era a protagonista desta história. Como protagonista, tive que percorrer sozinha esse caminho desafiador, ligando meus pensamentos e alinhando minha fé para me concentrar em minha cura. Todo mundo tem uma história diferente, mas duas coisas que todos temos em comum: nossa capacidade de decidir ser resiliente quando caminhamos por estradas difíceis da vida; e nosso desejo de deixar que Deus faça parte (ou não) dessa jornada conosco. Meu conselho para você é correr sem medo para Deus, em vez de fugir Dele, para que você possa desfrutar da afeição Dele por você. Ele definitivamente lhe cobrirá com Sua bondade.

Espero que minha jornada pessoal lhe inspire a receber um nova revelação do amor de Deus em relação a você, apesar das circunstâncias da vida que todos enfrentamos diariamente. Aproveite a sua leitura!

Diana Scates
Co-fundadora do Rivers of Judah Ministries - www.riversofjudah.com

"Ainda que eu ande pelo vale da sombra da morte, não temerei mal nenhum, porque Tu estás comigo."

Salmos 23:4

Parte 1
Minha Jornada

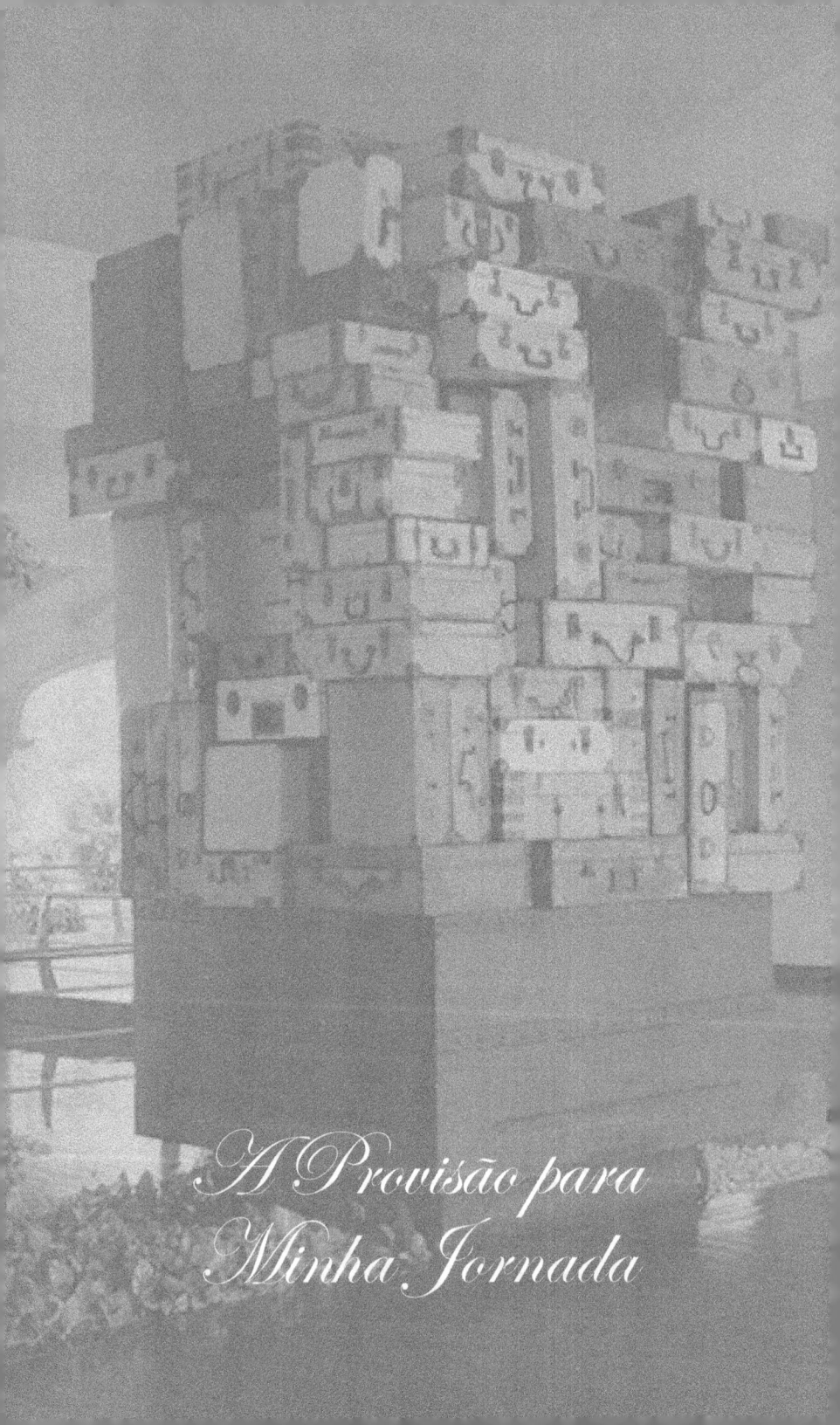

A Provisão para
Minha Jornada

Um

A PROVISÃO PARA MINHA JORNADA

"A Vida é como uma caixa de chocolates. Você nunca sabe o que irá experimentar." —Forrest Gump

Jornada é o ato de viajar de um lugar para outro. É uma passagem, peregrinação, expedição.[1] Durante a jornada da vida, nós não fazemos morada quando passamos por desertos. Em vez disto, prosseguimos a travessia mesmo que seja difícil.

Eu tinha acabado de voltar da academia de ginástica, depois de um longo dia de trabalho, quando decidi me alongar na frente de um espelho. Quando eu estava puxando meus ombros para cima e para baixo, notei um inchaço se formando de um lado do meu pescoço. Eu repeti o movimento e os resultados foram os mesmos. *"Que coisa estranha!"*, pensei.

Nestas horas é sempre bom conferir com uma outra pessoa, por isso pedi ao meu marido para observar o que eu estava fazendo e me dizer o que ele estava vendo. Ele confirmou o que eu havia notado. Naquela época, eu já estava com uma consulta marcada para fazer meus check-ups anuais. Decidi mencionar para o médico o que havia notado.

Era o final de novembro e já havíamos começado a preparação para nossa viagem ao Brasil para passar o Natal e o Ano Novo com nossas famílias. Nossa expectativa para esse encontro era alta, porque não tivemos a oportunidade de estar lá nos últimos dois anos.

Realmente, nós não sabíamos o que o futuro nos aguardava, mas Deus sempre tem a provisão já preparada para qualquer situação quando obedecemos. Decidi acreditar na provisão de Deus para esta situação como Elias fez.

Veio-lhe a palavra do SENHOR, dizendo: Retira-te daqui, vai para o lado oriental e esconde-te junto à torrente de Querite, fronteira ao Jordão. Beberás da torrente; e ordenei aos corvos que ali mesmo te sustentem. (1 Reis 17: 2-4).

Chegou o dia da minha consulta. A médica olhou para o inchaço que aparecia após o movimento do ombro e saiu da sala para falar com um outro médico. Achei aquilo estranho, mas deixei passar. Ela prescreveu alguns exames. Eu lhe disse que já estava com viagem marcada para algumas semanas, então ela acelerou o processo. Deus estava cuidando de mim mais uma vez. Em uma semana, eu poderia retornar ao médico com os resultados.

Quando voltei, a Dra. N. chamou o Dr. M, chefe da clínica, para falar comigo. Eu nunca havia tido dois médicos na mesma sala explicando algo para mim, então foi um pouco diferente esta nova situação. Eu sabia que algo sério estava acontecendo.

Ele me fez algumas perguntas sobre meus sintomas, meus planos para o Natal e disse que precisava de uma biópsia daquela área para ter um diagnóstico mais preciso. Mesmo tendo sido muito calmo e cuidadoso com suas palavras, não ficou muito claro para mim o que estava acontecendo. Depois de algum tempo, perguntei-lhe: *"O que exatamente você acha que é?"*

Ele disse que poderia ser uma infecção ou linfoma. Eu já tinha ouvido falar sobre linfomas antes, mas naquela época eu não estava familiarizada com os sintomas da doença. Eu pedi uma explicação. Depois de uma pausa, ele me disse que aquilo era uma doença tratável e que eu não deveria me preocupar naquele momento. Ele me sugeriu aproveitar bem meu tempo com minha família. No entanto, Dr. M. mencionou que a coisa mais importante a fazer era agendar a biópsia para ser feita assim que eu retornasse das férias do Natal. Decidi fazer a pergunta que me incomodava: *"Isso é algum tipo de câncer? Eu não tenho nenhum histórico dessa doença na minha família."* Ele nunca usou a palavra *câncer* em qualquer momento, mas me disse que o linfoma era tratável e me recomendava passar um tempo de qualidade com minha familia. Foi uma visita médica fora do normal para mim, mas as palavras do médico só fizeram sentido meses depois desta consulta.

Eu fiquei muito agradecida ao meu médico por não falar palavras negativas sobre o caso ou me assustar sem ter um diagnóstico mais preciso. Ele foi sábio o suficiente para dizer tudo o que precisava dizer naquele momento, em vez de me aterrorizar com um diagnóstico inconclusivo.

Tudo isso fazia parte da provisão de Deus para a minha jornada, embora eu não tenha percebido na época. De acordo com o Dicionário Merriam-Webster, a *provisão é "o fato ou estado de ser preparado antecipadamente; uma medida tomada de antemão para lidar com uma necessidade ou contingência."*[2]

Neste caso, Deus estava colocando à minha frente os médicos certos, que se comunicavam comigo da forma que eu tinha a capacidade de lidar no momento. Tudo no seu devido tempo. Eu estava sendo preparada para entrar em uma nova estação da minha vida que estava sendo descortinada à minha frente.

A PREPARAÇÃO PARA A VIAGEM

Saí da clínica, sentindo-me muito insegura do meu futuro. Liguei para o meu marido e expliquei toda a situação e o que estava passando em minha mente. Ele me assegurou que eu não deveria me preocupar com o diagnóstico até termos os resultados da biópsia. Eu não tinha histórico de câncer na minha família, então a possibilidade era baixa de qualquer maneira. Ao mesmo tempo, Lance me encorajou a levantar meu espírito.

Enquanto dirigia para casa, orei e senti uma paz que não conseguia explicar. Essa paz me confortou todos os dias. Só Deus pode dar o tipo de paz que eu estava sentindo. É a garantia absoluta de que você não está sozinho e que Ele está segurando sua mão, abraçando e carregando você. É algo sem preço.

Em minhas orações, dei graças a Deus por Sua soberania sobre cada situação e cada pessoa que Ele usaria para me ajudar durante o processo. Eu sabia que Ele estava no controle de tudo. Eu entreguei aquela situação, minha vida e meus pensamentos a Ele. Eu pedi graça e sabedoria para nos guiar através do que quer que precisássemos fazer. Pedi a Deus que aumentasse minha esperança e minha fé para sempre acreditar Nele. Decidi confiar em Deus, concentrando-me no momento presente e não permitindo que a preocupação roubasse minha força. Eu não acreditava que a biópsia indicaria um diagnóstico sério de qualquer maneira, pois não estava sentido nada anormal.

A maneira que posicionamos nossos pensamentos e fé em Deus é muito importante. Muitas vezes nos Salmos, Davi escreveu sobre suas frustrações e fracassos, mas sempre terminava voltando seus louvores a Deus e declarando Sua soberania sobre tudo.

Tem misericórdia de mim, ó Deus, porque o homem procura ferir-me; e me oprime pelejando todo o dia. Os que me espreitam continuamente querem ferir-me; e são muitos os que atrevidamente me combatem. Em me vindo o temor, hei de confiar em ti. Em Deus, cuja palavra eu exalto, neste Deus ponho a minha confiança e nada temerei. Que me pode fazer um mortal? Todo o dia torcem as minhas palavras; os seus pensamentos são todos contra mim para o mal. Ajuntam-se, escondem-se, espionam os meus passos, como guardando a hora de me darem cabo da vida. Dá-lhes a retribuição segundo a sua iniquidade. Derriba os povos, ó Deus, na tua ira! Contaste os meus passos quando sofri perseguições; recolheste as minhas lágrimas no teu odre; não estão elas inscritas no teu livro? No dia em que eu te invocar, baterão em retirada os meus inimigos; bem sei isto: que Deus é por mim. Em Deus, cuja palavra eu louvo, no SENHOR, cuja palavra eu louvo, neste Deus ponho a minha confiança e nada temerei. Que me pode fazer o homem? Os votos que fiz, eu os manterei, ó Deus; render-te-ei ações de graças. Pois da morte me livraste a alma, sim, livraste da queda os meus pés, para que eu ande na presença de Deus, na luz da vida. (Salmos 56)

Livra-me, Deus meu, dos meus inimigos; põe-me acima do alcance dos meus adversários. Livra-me dos que praticam a iniquidade e salva-me dos homens sanguinários.
(Salmos 59:1-2)

Eu, porém, cantarei a tua força; pela manhã louvarei com alegria a tua misericórdia; pois tu me tens sido alto refúgio e proteção no dia da minha angústia. A ti, força minha, cantarei louvores, porque Deus é meu alto refúgio, é o Deus da minha misericórdia. (Salmos 59: 16-17)

Este é um exercício que precisamos praticar. Caso contrário, nossas emoções entrarão em colapso e permitiremos que nossas circunstâncias nos dominem, impedindo que nossa fé cresça.

O resto do ano foi muito agitado para nós. Tivemos muitos desafios e muitas vitórias. Nós não viamos a hora do nosso tempo de férias com a família chegar, mas ao mesmo tempo não sabíamos o que nos reservava o futuro. Além disso, nossa agenda não nos permitiria lidar com uma enfermidade. O cronograma do ministério que liderávamos já estava planejado e muitas promessas estavam se cumprindo. Eu tinha acabado de começar meu mestrado e meu marido já havia terminado o curso de bacharelado. Nossos sonhos estavam começando a se tornar realidade. Quando as férias chegaram, colocamos tudo de lado e voamos para o Brasil.

A VIAGEM

Minha irmã nos recebeu calorosamente em São Paulo. Nós ministramos louvor durante aquele fim de semana, na igreja na qual ela participava e foi muito bom. Na segunda-feira, viajamos novamente para a cidade onde nossos pais moravam. Esta era a melhor época do ano para vermos amigos e parentes de uma só vez, porque todos eles convergiam para a mesma cidade. Era a razão pela qual tínhamos grandes expectativas para rever todos. Nosso objetivo era descansar e passar um tempo com a família e os amigos. Eu não tinha planos para fazer visitas médicas ou algo dessa natureza. Eu só queria descansar.

O Natal chegou e quando todas as atividades voltaram ao normal, decidi falar com meus pais sobre o que eu havia descoberto antes de ir vê-los. Comecei dizendo que estava tudo bem e que não tínhamos motivo para preocupação. (Eu realmente não queria passar minhas férias visitando médicos e fazendo exames. No passado, aproveitavamos nossos dias de folga para fazer isto, mas dessa vez só queríamos aproveitar a família).

As semanas que se seguiram, decorreram muito diferente do planejado. Depois de ouvir meu relato, minha família me convenceu a visitar alguns especialistas para obter uma segunda opinião. Um dos médicos sugeriu fazer uma punção para coletar material para um teste. Eu esperava que este exame pudesse me dar um diagnóstico mais conclusivo e eu não teria necessidade de fazer a biópsia, como havia sido sugerido. Porém, apesar de o procedimento ter sido muito doloros para mim, o resultado foi o mesmo que o Dr. M. me deu – *"Você precisa de uma biópsia."*

Um dos médicos me disse que achava que era um linfoma e que eu precisava estar me preparando para o tratamento de câncer. Eu não gostei do que ouvi. Me incomodou muito a maneira como ele falou comigo. É tão importante saber se comunicar com as pessoas, especialmente na área médica.

Além disso, meus pais também ouviram isso e eu não gostei da situação que foi causada por esta atitude do médico. Saí da clínica, pensando que o médico havia se precipitado no diagnóstico, pois não tinha recebido o resultado do exame de laboratório ainda. Eu disse aos meus pais que não precisávamos nos preocupar porque não tínhamos histórico de câncer em nossa família e que Deus estava no controle de tudo. Entramos no carro e oramos para que a paz do Pai viesse sobre nós naquele momento. (Alguns meses depois, descobrimos que este médico estava certo.) Porém, naquele momento, voltamos à estaca zero. Ainda tínhamos alguns dias de férias e decidimos aproveitar cada momento com a família e os amigos. Não haveria mais médicos ou exames. Como planejado, a próxima parada era visitar nosso familiares no Rio de Janeiro e voltar para casa.

FÉRIAS FINALMENTE

Durante os poucos dias em que estivemos no Rio visitando a família, sentíamos que estávamos de férias. Nosso vôo de volta para os EUA deveria sair no sábado, então na sexta-feira de manhã a caminho da praia, meu marido decidiu parar na agência de viagens para confirmar nossas passagens. Para nossa surpresa, nosso vôo havia sido cancelado e eles estavam sugerindo que partíssemos naquele mesmo dia. Eu não podia fazer isso porque ainda tínhamos coisas para fazer lá, além de todos os compromissos que tínhamos com a família até o sábado. Depois de telefonemas e visitas ao aeroporto, conseguimos mudar o voo para domingo de manhã.

NOTAS:

1. Jornada. *Dictionary.com*. Disponível em: http://www.dictionary.com/browse/journey. Acesso em: April 28, 2017.
2. Provision. *Merriam-Webster.com*. Disponível em: https://www.merriam-webster.com/dictionary/provision. Acesso em: April 28, 2017.

Dois

DEUS ESTÁ NO CONTROLE DE TUDO O TEMPO TODO

"Cobrir-te-á com as Suas penas,e, sob Suas asas, estarás seguro; a sua verdade é pavês e escudo." (Salmos 91:4)

Não há dúvida de que Deus está no controle de todas as coisas quando confiamos Nele. Desde o início desta jornada, estávamos conscientes de que algo fora do comum estava acontecendo, começando com o cancelamento do vôo, assim como os outos acontecimentos. Uma forte sensação de descanso, confiança e expectativa serena repousava sobre nós, pois sabíamos que o Senhor estava orquestrando toda essa situação com um propósito específico que só no futuro iríamos entender.

O domingo chegou e era hora de voltar para casa. Já no aeroporto o momento do último adeus se aproximava. Foi um adeus emotivo tanto para nós como para a nossa família. Não foi fácil mas esta é a vida. Já a bordo do avião, ouvimos o piloto dizer pelo auto-falante que eles estavam tendo dificuldades técnicas. Finalmente, depois de uma hora sem ar condicionado dentro da aeronave com todos os lugares ocupados e no auge do verão carioca, partimos para Miami, Flórida, para fazer nossa conexão.

Um encontro divino estava para acontecer diante de nossos olhos, mas naquela altura não havíamos notado. Chegamos a Miami no final do dia. Na primeira semana do ano, o aeroporto estava caótico. Não conseguimos encontrar um carrinho de bagagem e, como nosso voo atrasou uma hora, perdemos nossa conexão para Orlando. Finalmente, chegamos ao balcão da companhia aérea americana, onde fomos informados que, como estávamos atrasados, o único voo disponível seria no dia seguinte, segunda-feira. Isso não era uma opção para nós, então tivemos que ir ao balcão da companhia aérea brasileira cujo voo tinha sido adiado e ver o que eles poderiam fazer por nós. Nós deveríamos ter chegado no sábado, e agora estávamos presos em Miami na noite de domingo. Não poderíamos perder nosso primeiro dia de trabalho do ano que era na segunda-feira. Mas Deus preparou toda essa situação com um propósito específico.

ENCONTRO DIVINO

Fomos ao balcão da companhia aérea brasileira para falar com o gerente e ver o que ele poderia fazer. Nós estávamos orando por uma solução. Quando chegamos lá, percebemos que não éramos os únicos com o mesmo problema, devido ao atraso no Rio. A companhia aérea decidiu nos colocar em outro vôo naquela mesma noite para Orlando. Graças a Deus chegamos em casa no mesmo dia.

Enquanto esperávamos nossos novos cartões de embarquer serem impessos, um jovem casal com uma criança pequena tomou o seu lugar na fila atrás de nós. Puxei conversava com a mulher sobre todos os atrasos e percebi que eles também

26

estavam programados para o mesmo vôo que foi cancelado no sábado. Eles foram relocados para o mesmo vôo de domingo até Miami. Estavam na fila porque haviam perdido a conexão para Rochester. Que coincidência, pensei. Durante minha breve conversa com ela, decidimos trocar cartões de visita, pensando apenas em processar a companhia aérea por todos os inconvenientes que nos causaram.

Olhei para o cartão, sem prestar atenção ao seu local de trabalho, mas apenas ao seu nome, que era bastante incomum. Vamos chama-la de Dra. T. Quando terminei de perguntar como pronunciar o seu nome, meu marido anunciou que nossos novos cartões de embarque estavam prontos e precisávamos correr até o portão. Ele falou um pouquinho com o marido dela e desejamos à esse casal tão amigável, que eles também encontrassem uma maneira de voltar para casa naquele mesmo dia.

Este foi um encontro divino. O cancelamento do vôo nos colocou em condições de nos encontrarmos com esse casal por alguns minutos, a fim de trocarmos algumas informações pessoais. Tudo fazia parte do plano de Deus. Naquele momento, sabíamos que Deus estava orquestrando toda essa situação. Tínhamos a sensação de que algo estava acontecendo, mas não conseguíamos explicar exatamente o que era. Quando percebemos que perdemos nossa conexão para Orlando, pensamos: *"Deus está por trás disso. Vamos manter nossos olhos abertos."*

Saímos do balcão da companhia aérea com o nossos novos cartões de embarque nas mãos e estávamos à procura do portão onde deveríamos pegar o tão esperado vôo para casa. Durante este percurso em direção ao portão, eu olhei para o cartão de visitas que havia recebido à alguns minutos atrás e li: "Mayo Clinic, Departamento de Radiologia Dra. T. M." Quando li isso, eu congelei no meio do caótico saguão do aeroporto. Eu senti um frio na barriga. Meu marido não notou o que havia acontecido até perceber que eu não o estava mais acompanhando. Eu estava em choque. Ele voltou para trás até onde me encontrava e perguntou o que havia acontecido. Mostrei-lhe o cartão e ele perguntou: *"Por que você está preocupada?"*

Eu disse: *"Você não acha que isso tem algo a ver com a biópsia que eu preciso fazer nas próximas semanas? Eu acho que esse encontro não foi em vão e Deus tem um plano nisso."* Naquele momento, eu sabia que precisaria das informações de contato com essa médica no futuro e os resultados da biópsia estavam ligados à informação que Deus estava nos dando ali mesmo naquele lobby de aeroporto.

Depois disso, fiquei quieta e minha cabeça estava cheia de perguntas para Deus. Eu me sentia incerta sobre o meu futuro. Muita coisa não fazia muito sentido para mim. Não sabia como tudo isto iria se encaixar nos planos que tínhamos para aquele ano. Por outro lado, Deus tinha acabado de proporcionar um encontro divino que mudaria nossas vidas. Meu marido começou a me incentivar a colocar toda preocupação nas mãos de Deus e esperar pelo resultado da biópsia. Eu guardei o cartão da médica com muito carinho. Foi um longo dia para nós.

O ÍNICIO DE NOVOS DESAFIOS

Ah! Foi muito bom chegar em casa, sãos e salvos. Naquela mesma semana, voltamos às nossas atividades normais. Na igreja, a conferência de inverno estava apenas começando e naquela mesma sexta-feira, nossas reuniões de oração do Ministério Rivers of Judah teria início.

Minha próxima visita ao médico foi marcada para o final de janeiro. Antes dessa consulta, comecei a notar algumas "alergias" na minha pele. Elas eram consequência do meu diagnóstico, mas eu não sabia disso na época. Finalmente, chegou o dia da minha visita ao cirurgião. Ele e sua equipe foram muito atenciosos antes da cirurgia. Tudo era novo para mim. Dr. P. explicou todos os passos e procedimentos para nós. Tentei ouvir a opinião dele sobre os possíveis diagnósticos, mas ele preferiu esperar pelos resultados da cirurgia. Foi uma conversa muito boa, e saímos de lá sem saber o que esperar, mas confiando que Deus estava no controle. Toda essa situação era nova para nós, então foi um desafio. Não havia como voltar atrás, pois só tínhamos um caminho a percorrer: ir em frente, entregando-se todos os dias aos cuidados de Deus.

Na manhã do dia 3 de fevereiro, fiz o check-in para o procedimento. Eu nunca havia feito uma cirurgia antes e minha família e amigos próximos estavam longe. Meu marido amorosamente cuidou muito bem de mim, encorajando-me a olhar para os olhos do Pai o tempo todo para não perder de vista a confiança e a esperança. Eu me senti muito desconfortável naquela situação. Parecia um sonho e um daqueles que você se imagina saindo correndo e fugindo. Eu senti uma mistura entre medo do desconhecido e a necessidade de manter minha fé. Foi uma batalha. O Pai viu minha situação e expressou Seu cuidado e amor por mim.

Como Davi, muitas vezes minha mente lutou com minhas emoções, declarando que o Pai faria tudo para que eu me sentisse em paz em meio a tribulação. Isso foi apenas uma biópsia, mas minha alma e minhas emoções estavam agitadas. Eu tive que ordenar minha alma para se aquietar e confiar em Deus.

Volta, minha alma, ao teu sossego, pois o SENHOR tem sido generoso para contigo. (Salmos 116:7)

Deus foi tão bom que mesmo quando minha mente e meu coração estavam passando por esse tumulto interior, eu sabia que havia muitas pessoas orando por mim. Naquele momento, fiz uma oração ao Pai e Ele me encheu de uma paz sobrenatural que só vem dEle. Meu marido estava ao meu lado, sempre me encorajando e me lembrando que tudo ficaria bem. Eu sabia que era difícil para ele também, ver quem ele amava passando por momentos como este. Além disso, Deus escolheu enfermeiras amáveis para cuidar de mim durante este processo.

Uma vez na sala de cirurgia, era Deus, os médicos e eu. Para minha surpresa, houve um gesto de amor do Pai, quando uma enfermeira com um grande sorriso se aproximou de mim, apresentando-se: *"Olá, meu nome é Oneida. Vou prepará-lo para a cirurgia."* Meu coração se encheu de alegria pois Oneide era o nome de uma dos nossas fiéis intercessoras. Não é um nome comum, especialmente nos EUA. Vi este acontecimento como um lindo gesto de Deus, dizendo: *"Filha, eu estou cuidando de você, mesmo nos detalhes. Não se esqueça disso."* Era um sinal claro do Pai para mim. Este gesto do amor de Deus me ajudou a administrar melhor meus sentimentos em relação à cirurgia, reafirmando aquela paz sobrenatural que já estava sentindo. Minha confiança no amor de Deus por mim cresceu e era tão forte que não havia mais espaço para o medo.

No caminho para a cirurgia, a anestesia entrou em ação e eu adormeci. Quando acordei, estava na sala de recuperação. Dr. P. veio falar comigo. Ele disse que deveríamos esperar pela biópsia para obter os resultados. No entanto, naquele momento, tive um forte sentimento sobre os resultados. As enfermeiras não conseguiram esconder sua tristeza e preocupação e disseram: *"Boa sorte."* Mais uma vez, entreguei esse momento na mão de Deus, porque não havia nada que eu pudesse fazer. Eu só podia esperar e confiar Nele. Algumas horas depois, eu estava em casa e descansando.

Para uma pessoa que tinha um estilo de vida saudável e nunca teve que se preocupar com doenças e coisas dessa natureza, tudo isso era muito difícil para mim. Havia muitas coisas novas e desconhecidas à nossa frente, mas precisávamos aprender rapidamente como ficar mais em casa para me recuperar, dormir mais e tomar remédios. Estas eram situações totalmente fora da minha rotina e muito desafiadoras, mas Deus usa circunstâncias como estas para nos amadurecer expandindo nossa confiança e fé Nele. Estava em um caminho sem volta. Decidi então dar boas vindas às tribulações à frente, sabendo que Deus seria glorificado de alguma forma com tudo isto. Nós estávamos confiantes de que Ele nos carregaria em Seu colo durante toda a jornada. Na verdade, uma nova estação de nossas vidas estava se descortinando a partir daquele momento.

Meus irmãos, tende por motivo de toda alegria o passardes por várias provações, sabendo que a provação da vossa fé, uma vez confirmada, produz perceverança. (Tiago 1:2-3)

O Resultado

Três

O RESULTADO

Cada nova estação trás consigo novos desafios e novas batalhas à serem superadas. Naquele momento, eu estava me recuperando da cirurgia e esperando pelo telefonema do Dr. P. com os resultados da biópsia. Durante esse tempo, recebi algumas visitas. Entre elas estava uma querida amiga com quem compartilhei minha experiência no aeroporto de Miami e meu encontro divino com a médica. Mostrei-lhe o cartão e perguntei-a se ela achava que eu deveria contactá-la. Tinha tantas dúvidas e perguntas sem respostas, nunca havia passado por uma experiencia desta em minha vida. Era tudo novo e incerto para mim. Ao mostrar-lhe o cartão ela se mostrou surpresa e me perguntou: *"Diana, você sabe o que é a Mayo Clinic?"* Eu disse: *"Não, uma escola de medicina?"* Ela me explicou que era o maior centro de pesquisa médica dos Estados Unidos. Ela me encourajou a enviar um e-mail para a Dra. T.

Meu marido e eu estávamos orando sobre esta situação diariamente. Mesmo em meio à incertezas e dúvidas, continuavamos sentindo aquela paz interior sobrenatural que não conseguíamos explicar. Muitas vezes, preferimos não falar sobre o assunto porque não queríamos criar falso cenários ou antecipar pensamentos que pudessem ameaçar nossa fé. Não havia muito que pudéssemos fazer, a não ser esperar que os resultados chegassem. Nós estávamos apenas tentando viver nossas vidas da forma mais normal possível.

Finalmente, na noite de 9 de fevereiro, recebi uma ligação do Dr. P. com meu diagnóstico. Ele confirmou que eu tinha sido diagnosticada com linfoma de Hodgkin. Eu senti o choque da notícia no meu estômago. Provavelmente o tom da minha voz mudou, apesar que estava tentando agir normal e confiante. Eu tinha aprendido na minha infância que, seja o que for que acontecesse na vida, eu deveria encará cara situação com a cabeça erguida, buscando uma solução para cada problema. Naquele momento, eu tinha poucas perguntas para ele. Eu basicamente queria saber qual seria o próximo passo a ser tomado. Desliguei o telefone e liguei para um amigo nosso com quem haviamos encontrado naquela mesma noite - Tony Portigliatti. Ele ainda estava voltando para sua casa da nossa reunião e deu para perceber que ficou chocado com a notícia. Pedi-lhe que nos mantivesse em suas orações naquele momento, pois estaríamos ligando para nossas famílias logo após nossa conversa. Ele nos encorajou a permanecer no Senhor e confiar Nele.

Nosso próximo telefonema foi para Dan e Marti Duke, casal de missionários, amigos próximos que faziam um grande impacto em nossas vida e eram pessoas de oração. Eles oraram naquele momento conosco e nos encorajaram a manter os olhos nEle durante toda a jornada que estava à nossa frente. Mesmo sendo tarde da noite no Brasil, senti que precisava ligar para os meus pais imediatamente. Parecia que eles já estavam esperando a minha ligação e me colocaram no viva-voz. Fui direto ao assunto e disse que o diagnóstico da biópsia era linfoma de Hodgkin. Eu também mencionei que Deus estava no controle de tudo e que não aceitávamos essa situação, portanto estávamos determinados a acreditar no que a Palavra de Deus dizia a este respeito. Determinamos que este seria o nosso lema, então poderíamos encarar este desafio com   fé. Eu lhes disse que seria muito importante para mim que eles acreditassem conosco e voltassem seus olhos para Deus que era mais do que suficiente para operar milagres, sinais e maravilhas. Deus proveria força e supriria tudo o que precisávamos. Eles disseram que nos apoiariam e estariam conosco em fé. Conversamos um pouco mais e desligamos. Ninguém chorou ou se sentiu desesperado.

Diante desta notícia, meu marido e eu decidimos criar um plano de ação. Estávamos confiantes de que Deus nos mostraria o que fazer e aonde ir. Daquele momento em diante, começamos a compartilhar, com nossa família próxima, a maneira pela qual decidimos caminhar pela fé. Era muito importante que nós permanecêssemos unidos na fé em Cristo e focados, para que pudéssemos ver o plano sobrenatural de Deus com mais clareza.

Um dia depois de receber os resultados da biópsia, enviei um e-mail à médica que conhecemos no aeroporto. Estava claro para mim, mais do nunca, que aquele encontro foi divino. No email, eu descrevi o que estava acontecendo, fiz algumas perguntas, pedi indicação de algum oncologista na região de Orlando e perguntei se ela recomendava um patologista para dar uma segunda opinião no meu exame. Especialmente porque eu não tinha nenhum histórico desta doença na minha família. Ela respondeu prontamente, pedindo o meu número de celular, pois preferiria falar comigo por telefone.

Eu estava muito feliz e agradecida de ver sua prontidão, por isto respondi imediatamente.

Naquele mesmo dia, 11 de fevereiro, meu marido me pegou no trabalho para irmos ao consultório do Dr. P. para uma visita pós-cirúrgica. Quando ele estacionou na clínica, meu telefone tocou. Era a Dra. T. Eu contei a ela toda a situação e ela respondeu todas as minhas dúvidas. Ela sugeriu que eu enviasse meu material patológico para ela, a fim de dar uma segunda opinião sobre o exame. Apesar de ela ter afirmado claramente que a margem de erro nestes casos era muito baixa, mesmo assim sugeriu fazer isso para me dar paz de espírito. Ela também recomendou dois hospitais oncológicos para que eu visitasse na minha área. Essas recomendações abriram portas para encontrarmos um oncologista que pudesse prosseguir com meu tratamento. Tudo isso aconteceu durante o período de uma semana. Foi um momento muito intenso em nossas vidas e isso foi apenas o começo.

UM OÁSIS À NOSSA FRENTE

Durante essa semana, um querido amigo, David Quinlan, que é músico e adorador, estava na cidade. Decidimos nos encontrar com ele para adorar o Pai juntos. Foi uma grande bênção para nós. Nos sentimos confortados pelo Pai. Cliff e Liz Wills estavam lá também; nos sentimos abençoados por ter amigos como eles. Nós pudemos sentir a presença do Espírito Santo bem forte enquanto adoramos e durante nosso tempo de comunhão.

No mesmo dia, nossos queridos amigos Tony e Fernanda Portigliatti agendaram uma reunião em sua casa com um oncologista amigo deles para conversar conosco. Eles também convidaram alguns amigos que tínhamos em comum para orarmos e buscarmos a direção de Deus em relação a este diagnóstico. Dr. A.S. era um oncologista brasileiro que morava em Boca Raton com sua família na época. Eles vieram naquela tarde para participar desta reunião e dar seu parecer em relação aos exames que eu tinha em mãos até então. Como disse, era uma situação nova para nós. Cada dia aprendíamos algo novo quanto à doença e seu tratamento. Dr. A.S. nos explicou com mais detalhes sobre o estágio do linfoma. Ele também falou sobre uma pesquisa que estava fazendo sobre o fortalecimento do sistema imunológico. Todos os presentes ouviram atentamente os resultados de sua pesquisa. Ligamos para um missionário americano no Brasil que havia sido diagnosticado com fibromialgia e havia tomado o produto - Immunocal. Meu marido, Dr. A.S., e o resto do grupo traçaram um plano para eu me preparar para o tratamento the quimioterapia. Naquele momento, oramos juntos pedindo ao Pai que nos guiasse em todas as decisões futuras que teríamos que tomar. Como é bom pedir o conselho de pessoas sábias e famílias cristãs comprometidas com Deus. Não sabíamos como agradecer a todas as famílias ali representadas naquele dia, por mostrar que estavam conosco em um momento tão desafiador como aquele em nossas vidas. Dois dias depois, comecei a tomar o suplemento para fortalecer meu sistema imunológico.

Aquela semana foi como um retiro espiritual para nós. Deus enviou o David para que pudéssemos adorar juntos, assim como a família Willis e o Dr. A.S. Sabíamos que todos estavam ali, enviados por Deus, para nos trazer algo específico do Pai para nós. Tudo no tempo certo. Nós não sabíamos o que estava à nossa frente, mas o Pai estava mostrando Seu infalível amor e cuidado para conosco em cada detalhe durante aquele tempo de luta.

Na semana seguinte, Cliff veio visitar nossa reunião de oração na sexta-feira à noite. Foi maravilhoso tê-lo conosco, e mais uma vez o Pai nos visitou com Sua presença manifesta. Víamos todos esses acontecimentos como atos do amor de Deus para conosco. Eram como água em uma terra deserta para nós. Foi um tempo de refrigério para nossas almas.

Ó Deus, tu és o meu Deus forte; eu te busco ansiosamente; a minha alma tem sede de ti; meu corpo te almeja,como terra árida, exausta, sem água. (Salmos 63:1)

O PLANO DE AÇÃO: NÓS PRECISAMOS DE GUERREIROS NO CAMPO DE BATALHA

Uma semana depois de começar a tomar o suplemento para meu sistema imunológico, fiz minha primeira visita ao oncologista - a primeira de muitas.

Naquela altura, nossos parentes e amigos mais próximos já estavam sabendo sobre meu diagnóstico. Fui bombardeada com e-mails, telefonemas, sugestões, dicas, palavras de encorajamento e conforto. Alguns deles não sabiam o que dizer e permaneciam em silêncio. Todos expressaram que estavam orando de alguma forma.

Lembrei-me do que minha prima do Rio de Janeiro compartilhou comigo quando, uma vez, passou por um momento difícil em sua vida. Foi-lhe sugerido traçar um plano de ação para enfrentar a situação desafiadora pela qual estava passando. Esse plano consistia em designar uma pessoa da família para realizar uma tarefa específica, começando com nós dois - meu marido e eu. Decidimos que meu marido filtraria todas as informações, e-mails e telefonemas relacionados à obtenção de dados em realção à doença ou às preocupações das pessoas sobre minha situação. O meu papel era ouvir somente daquelas vozes ou emails que poderiam me ajudar a construir minha fé e esperança. Isto iria me ajudar a manter meus olhos focados nos olhos do Pai. Ao mesmo tempo, eu queria ser realista e não ignorar meu diagnóstico e opções de tratamento.

O que acontece em situações como essa é que algumas pessoas, embora tenham boas intenções, não sabem como ajudar ou o que dizer. Muitas vezes, em um esforço para ser o que eles consideram realista, eles se expressam de maneira inadequada e isso não ajuda aqueles que estão passando por um momento difícil e que procuram manter uma posição de fé. Se uma mensagem foi entregue com uma conotação negativa em vez da positiva, isso não contribui para a pessoa que se encontra em situação aflitiva. Na realidade, sabíamos o que estava acontecendo e os riscos, porém não estávamos apenas passando por uma batalha física, mas também emocional e mental. Filtrar o que ouvíamos nos ajudou a posicionar nossa fé onde ela precisava estar - no Pai e na cura que vem dEle. Esta foi uma das muitas decisões que meu marido assumiu heroicamente.

Não foi fácil para nós encontrarmos um oncologista em uma cidade onde não conhecíamos muitas pessoas nesta área. Foi um grande desafio porque nunca tínhamos precisado de um especialista destes. No início, não sabíamos por onde começar. Nós nos sentimos totalmente nas mãos de Deus. Decidimos começar com o oncologista recomendado pelo nosso médico familiar e dia 22 de fevereiro foi a minha primeira visita. Ouvimos muitas informações novas que demoraram alguns dias para assimilármos. Nós gostamos do médico, mas não gostamos da maneira como a equipe dele nos tratou. Sentimos que éramos apenas mais um paciente em sua lista de muitos - apenas um número, e não gostamos disso. Nós estávamos esperando um pouco mais de cuidado e compaixão. A situação já era estressante e não queríamos lidar com a falta de cuidado ao mesmo tempo. Sentindo-nos desapontados, decidimos que iríamos tentar encontrar outro médico.

Naquela mesma semana, meu marido entrou em contato com o médico que nos foi recomendado pela Dr. T., aquela do nosso encontro divino no aeroporto. É tão difícil descrever em palavras o que estava acontecendo conosco. Às vezes sentíamos que estávamos sonhando e acordaríamos em breve. Outras vezes tivemos a sensação de que fazíamos parte de um filme e que isso não estava realmente acontecendo conosco. Foi uma batalha em nossas mentes e nossa fé foi desafiada todos os dias. Confiávamos que Deus estava conosco em todos os momentos, guiando e nos dando instruções mas, ainda assim, na verdade a batalha mental era enorme.

Naquele fim de semana nós fomos a Jacksonville para encontrarmos alguns amigos em uma reunião do Zadok Fellowship liderada pelo missionário Dan Duke. Foi muito reconfortante para nós participarmos desse encontro com queridos irmãos e irmãs em Cristo. A adoração e comunhão foram uma bênção. Durante o tempo de comunhão no fim do culto, senti que o que estava acontecendo conosco, não era tão assustador como parecia. Quando você ouve as pessoas que crêem em Deus compartilhar suas experiências, você descobre que seu problema não é tão complicado assim. Minha esperança foi fortalecida e revitalizada. Eu ouvi muitos testemunhos de cura e restauração. Como também, a forma sobrenatural que Deus carregava no colo cada pessoa que precisava de um milagre, como nós. Com corações cheios de fé, nossa perspectiva mudou ainda mais. Aquela "montanha" já não era tão impossível de superar. Encorajada, pensei: "Se Deus fez tudo isso por esses irmãos e irmãs, Ele também fará por mim". Concordei com o céus. Tivemos um final de semana inteiro em que sentimos o Pai nos consolando. Agora nós tínhamos que esperar para ver qual seria o próximo passo.

Na segunda-feira, logo depois desse fim de semana abençoado, recebi os resultados dos exames de patologia da Mayo Clinic. O relatório confirmou o diagnóstico dado pelo hospital da Flórida - Linfoma de Hodgkin. O linfoma é um tipo de cancer que começa nos glóbulos brancos chamados linfócitos. O sistema linfático faz parte do sistema imunológico, que ajuda a combater infecções e algumas outras doenças. Também ajuda no fluxo de líquidos no corpo. O sintoma mais comum do linfoma de Hodgkin é um nódulo no pescoço, embaixo do braço ou na virilha, que é um linfonodo aumentado[1].

Agora eu tinha em mãos, dois resultados patológicos para comparação. Naquele momento, eu não sabia o impacto que esse pedaço de papel teria no futuro. Na mesma semana, fiz uma tomografia computadorizada para ter uma idéia melhor da situação. Eu esperei por semanas para fazer este exame. O tempo estava passando e precisávamos começar o tratamento rapidamente. Até aquele momento, não haviamos encontrado um oncologista para conduzir o tratamento. Minha família no Brasil estava muito preocupada com essa demora. Essa pressão não estava ajudando.

NOTAS:

1-"What is Hodgkin Lymphoma?" (2017). *American Cancer Society.* Disponível em: https://www.cancer.org/cancer/hodgkin-lymphoma/detection-diagnosis-staging/signs-and-symptoms.html. Acesso em: April 28, 2017.

"Chuva abundante derramaste, ó Deus, sobre a tua herança; quando ela já estava exausta, tu a restabeleceste."

Salmos 68:9

Parte 2

Chuva Que Cura

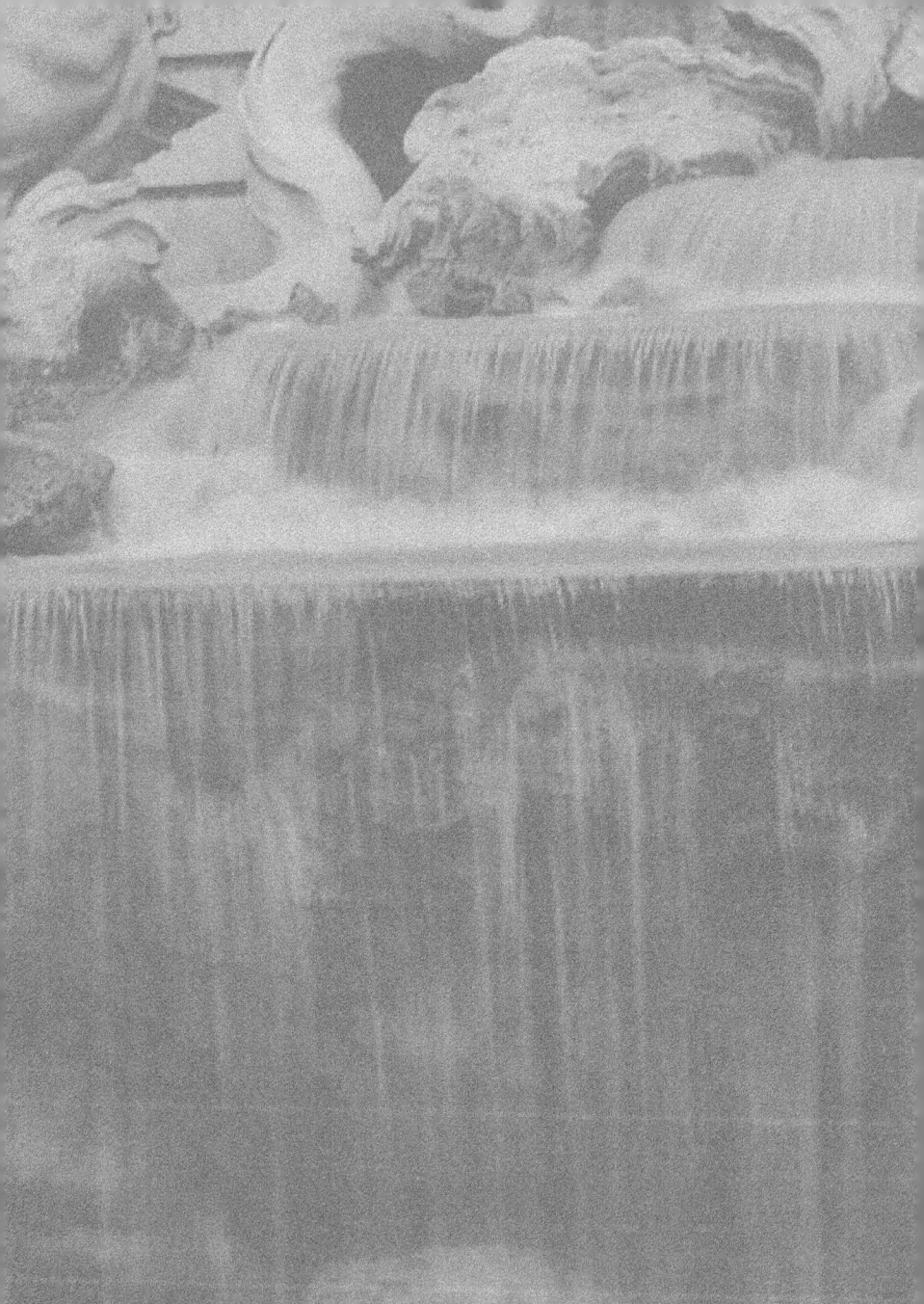

Chuva Que Cura

Quatro

CHUVA QUE CURA

Há situações em nossas vidas que nos marcam para sempre. Um dia, no trabalho, durante meu intervalo, iniciei minha caminhada fazendo algumas perguntas para Deus e tentando racionalizar sobre toda essa provação que nos encontravamos. Naquela época, eu não tinha começado a quimioterapia. Eu estava perguntando a Deus por que todas essas coisas estavam acontecendo comigo. Eu me encontrava ansiosa e estressada com tudo isto.

De repente, a música de Michael W. Smith "Chuva que Cura (Healing Rain)"[1] veio em minha mente e eu comecei a cantar o refrão:

"Chuva que cura está caindo

Chuva que cura está caindo

Não tenho medo.

Não tenho medo."

Abri os braços no meio do estacionamento da empresa onde fazia minha caminhada, fechei os olhos e cantei. Eu senti o calor do abraço de Deus e meu coração se rendendo a Ele. Comecei a crer que Ele era mais que suficiente para me curar. A chuva espiritual do céus estava caindo sobre mim naquela hora. Foi uma experiência inesquecível - um momento de rendição e confiança que mudou minha vida e que nunca esquecerei. Eu pensei comigo mesmo: *"Por que eu deveria ter medo se estou escondida em Seu amor?"* O apóstolo João disse:

No amor não existe medo; antes, o perfeito amor lança fora o medo. Ora, o medo produz tormento; logo, aquele que teme não é aperfeiçoado no amor. (1 João 4:18)

Isso foi exatamente o que eu senti quando cantei essa música. Se Deus já tinha me prometido que Ele levaria todas as minhas enfermidades com Ele até a cruz, então eu tinha uma garantia em meu coração que me permitia cantar com convicção que *"a chuva que cura estava caindo"* e que *"não temeria."*

Daquele momento em diante, eu cantei essa música a cada vez que senti que precisava do abraço do Pai. Em outras palavras, todos os dias. É incrível como Deus usa uma música, uma pessoa, um livro, Sua Palavra, na verdade, qualquer coisa para falar conosco. Nós só precisamos prestar atenção e ter tempo para ouvi-Lo.

Eu sou muito grata àqueles que obedecem ao Espírito Santo quando Ele sussurra canções, mensagens ou os propósitos de Deus em seus ouvidos. Nós nunca sabemos o que pode acontecer quando obedecemos. Deus sempre nos surpreende superando nossas expectativas. Obrigado, Michael W. Smith, por escrever esta música e Z88.3, nossa estação de rádio local, por ter tocado esta música em um momento em que eu precisava ouvir.

NOTAS:

1. Michael W. Smith, compositor, "Healing Rain," Michael W. Smith, Reunion Records, 2004, CD.

Parte 3
A Preparação

A Segunda Consequência
do Encontro Divino

Five

A SEGUNDA CONSEQUÊNCIA DO ENCONTRO DIVINO

Encontros divinos acontecem nos lugares mais improváveis. Um exemplo é o dia em que fiz exames de tomografia computadorizada (TC) e PET para determinar o estágio da doença. Entre esses scans, recebi alguns visitantes que vieram à nossa casa para nos encorajar. Eram momentos aparentemente "normais" para muitos mas para mim era como uma renovação de alma e fortalecimento no espírito.

Finalmente, no dia 10 de fevereiro, pudemos visitar o Dr. S. no Moffitt Cancer Center. Este foi o médico indicado pela Dr. T., que encontramos de uma maneira divina no aeroporto de Miami. O Moffitt fica a uma hora de carro de Orlando. Nós fizemos planos para trabalhar pela manhã e dirigir até lá por volta do meio-dia. Meu marido me pegou no trabalho e nós fomos adorando e orando por todo o percurso. Nossos corações estavam cheios de gratidão pela oportunidade que Deus estava nos dando para visitar esse médico. Não parece racional, mas sentimos uma forte presença de Deus ali no carro.

Uma de nossas orações era que Deus nos desse direção do lugar certo para o tratamento. Se fosse com o Dr. S., que era o chefe de uma equipe de pesquisa e especialista em linfoma, pedimos a Deus que o próprio médico deixasse clara, desde o início, a importância de eu fazer o tratamento naquela clínica por alguma razão bem específica. Caso contrário, o Dr. S. recomendaria outro médico mais perto de nossa casa para eu fazer o tratamento.

Chegamos lá mais cedo do que o planejado. Decidimos comer algo antes da visita ali mesmo no carro em frente ao hospital. Conversamos sobre muitas coisas e de repente, em um relance, olho para a fachada do hospital. O letreiro dizia, Moffitt Cancer Center. Naquele momento, algo aconteceu dentro de mim. Percebi que não estava lá para visitar alguém ou orar por uma pessoa enferma. Eu estava lá como paciente. Fiquei chocada. Notei que, durante nosso tempo na clínica, não vi jovens entrando ou saindo daquelas portas. Eu me sentia jovem demais para estar ali. Jovem demais para receber um diagnóstico desses. Expressei meus pesamentos para meu marido, amigo e companheiro que estava presente comigo todo o tempo durante esta jornada. Eu precisava de sua força e encorajamento. Decidimos orar ao Pai em concordância com os céus, para que eu tivesse paz em meu coração e graça para lidar com tudo isso. Terminamos nossa oração com palavras de ações de graças e declaramos que eu estava recebendo a cura que Deus já havia me dado, através da morte de Jesus na cruz em meu lugar.

Após aquele tempo de oração no estacionamento, fizemos o check-in no hospital. Naquele momento, eu estava vivenciando o outro lado, como paciente de câncer, e foi desta forma que me registrei na clínica. Era um sentimento muito estranho para mim. Como designer, eu automaticamente notei não só a parte arquitetônica do hospital, mas também o compartamento das pessoas naquela sala de espera. Havia todo tipo de gente lá – pacientes que estavam ali pela primeira vez (como eu), outros já em tratamento, alguns acompanhados por conhecidos ou familiares, enfim uma diversidade the pessoas. Meu coração transbordou de compaixão por cada um deles. Algumas perguntas vieram à minha mente: *"O que estou fazendo aqui?"* e *"O que me aguarda o futuro?"* A batalha em minha mente era forte. Comecei a falar em línguas baixinho para edificar meu espírito, isso me ajudou a voltar os olhos (foco) para o Pai. Em nenhum momento me senti abandonada por Deus. Apesar de toda turbulência na minha mente e na minha alma, lá no fundo do meu coração sentia uma paz inexplicável. Era um verdadeiro paradoxo difícil de decrever. Eu sabia que Deus estava a par de toda esta confusão que estava acontecendo em minha mente e no meu coração, naquela sala de espera.

Já na sala de exame clínico, Lance e eu não tínhamos muito o que falar. Então começamos a declarar verbalmente o que a Bíblia diz que somos. Estávamos preparando a atmosfera daquela sala com declarações que estavam em concordância com a palavra de Deus, contando que Ele nos daria discernimento e direção para tomarmos as decições que precisávamos tomar naquele dia. De repente, o médico abriu a porta e entrou naquela pequena sala com um grupo de residentes. Que sensação estranha. Todas aquelas pessoas olhando para mim ao mesmo tempo com seus cadernos de anotações e tablets em mãos. Eu me senti um pouco intimidada.

A primeira pergunta do médico foi: *"Quem me recomendou para você?"* Quando eu disse que era alguém da Mayo Clinic, Dr. S. não conseguia esconder sua felicidade e um grande sorriso foi estampado em sua face. Daquele momento em diante, percebemos que toda vez que mostravamos o resultado de patologia vindo da Mayo Clinic, os médicos nos tratavam de maneira especial. Eles nos davam uma atenção dobrada. Sabíamos que Deus havia providenciado aquele encontro divino com a Dr. T. no aeroporto, porque Ele sabia que precisaríamos disso naquele momento. Esta foi apenas mais uma demonstração do amor do Pai e cuidado sobrenatural por nós. Era o favor de Deus em ação.

Logo após essa introdução, Dr. S. disse que poderia recomendar oncologistas na cidade de Orlando, então não precisaríamos ir até Tampa para fazer o tratamento. Esta declaração em si foi mais uma resposta às nossas orações. Aconteceu como havíamos orado, tendo partido do Dr. S. a sugestão de um centro de tratamento perto da nossa casa. O Dr. S. e sua equipe nos deram muita atenção e responderam a todas as nossas perguntas, tendo sido muito claro sobre o tipo de tratamento que ele conduzia ali na clínica. Era uma linha de tratamento mais tradicional, e nós preferimos usar um processo mais holístico. Nós decidimos levar as recomendações dele em consideração e visitar o oncologista referido na área de Orlando.

Saímos de lá felizes porque sabíamos que nossa busca pelo oncologista certo estava acabando. Ao mesmo tempo, o Dr. S. confirmou que meu diagnóstico era linfoma de Hodgkins estágio 2, isto é, localizado no pescoço e no tórax. Além disso, ele também mencionou que eu poderia ter que seguir um protocolo que incluiria quimioterapia e radiação. Era a primeira vez que estava ouvindo isto. Depois desta visita, nossa cabeça estava cheia de informações que precisaríamos processar. Enquanto digeríamos todas as novas informações, continuavamos buscando a orientação de Deus para encontrar o centro de tratamento certo para mim.

A JORNADA PARA ENCONTRAR TRATAMENTO CONTINUA

Assim que chegamos de Orlando, meu marido entrou em contato com o médico sugerido pelo Dr. S. O primeiro da lista havia se mudado para outra cidade. O segundo nome foi Dr. J.S. do MD Anderson Cancer Center de Orlando. O tempo estava passando muito rápido e nossa família estava nos pressionando para começarmos o tratamento o mais cedo possível. Nós sabíamos da urgência, mas havia muitas coisas acontecendo ao mesmo tempo e os intervalos entre exames e consultas médicas eram de semanas. Tivemos muito o que aprender e decidir em um período tão curto de tempo.

Lembro-me de falar da minha situação para uma médica no Brasil e ela me recomendou ir ao MD Anderson em Houston, Texas. Foi a primeira vez que ouvi falar deste hospital. Este nome me soava familiar. Notei que minha próxima consulta com o oncologista em Orlando estava próxima e resolvi investigar a qual hospital ele estava ligado. Para minha surpresa Dr. J.S. atendia na mesma clínica que a médica brasileira mencionou, porém em Orlando em vez de Houston. Não sabia que o MD Anderson tinha uma filial em Orlando. Foi uma surpresa para mim. Lembro-me de dizer a mim mesmo: *"Talvez esse seja o lugar no qual devo fazer o tratamento"*.

A NOVA DECISÃO

TChegou o dia da minha visita oncológica. Finalmente, estavamos sentindo paz com tudo o que fora discutido com o

Dr. J.S. Finalmente, encontramos um lugar para eu começar o tratamento. Dr. J.S. e sua equipe nos impressionaram com seus cuidados. Naquele mesmo dia, juntamente com o médico, planejamos minha jornada pelos próximos três meses. Eu ainda tinha que ir ao Brasil para cuidar de algumas coisas pessoais. Dr. J.S. concordou, e nos deu duas semanas. Vimos Deus abrir as portas para nós quando encontramos uma passagem aérea de última hora em pleno feriado de Páscoa.

Antes de viajar, eu tinha que completar uma bateria de exames do coração, pulmões e medula óssea, só para citar alguns. O último foi um dia antes da nossa viagem internacional. Foi um pouco doloroso ficar sentada no avião durante nove horas depois do teste de medula óssea, mas deu tudo certo.

Seis

A EQUIPE DE APOIO CHEGA!

Duas semanas depois, estávamos de volta a Orlando e meus pais estavam conosco. Eles deixaram de lado todas as suas atividades no Brasil e se ofereceram para se unir a nós nos primeiros três meses do tratamento.

A primeira coisa que eu fiz quando chegamos foram mais exames e uma cirurgia para colocar o cateter (Port) que iria receber a quimioterapia. Este cateter é um pequeno reservatório de plástico ou metal ligado em um tubo inserido numa grande veia. Ele é colocado sob a pele do tórax durante um procedimento cirúrgico. Os medicamentos de quimioterapia, nutrientes ou líquidos são administrados por meio de uma agulha especial que se encaixa bem na parte circular do cateter.[1] Eu não tive tempo para descansar porque tinha que trabalhar ao mesmo tempo. Uma avalanche de acontecimentos estava acontecendo em nossas vidas. Nós precisávamos de oração e da graça de Deus para enfrentar cada uma delas com vitória. Nossas reuniões de oração nas sextas-feiras à noite começaram naquela semana mesmo, e foi muito bom estar naquele lugar adorando ao Pai.

Nesta mesma sexta-feira, tomei minha primeira dose de quimioterapia. Foi um grande desafio, porque eu não tinha idéia do que iria acontecer. Eu estava tentando focar totalmente em Deus. Aqueles que me acompanharam também estavam ansiosos e insertos de como seria essa nova jornada. Eu estava dizendo aos meus pais que tudo iria dar certo. Olhares apreensivos se cruzavam em silêncio. Na sala de espera, conversamos sobre assuntos variados para distrair nossa cabeça. Não queríamos falar sobre o porque estávamos ali. Foi uma boa estratégia. Nenhum havia passado por situação assim antes, então não sabíamos muito bem como reagir. Nós estávamos tentando agir do modo mais normal possível.

A BONDADE DE DEUS

Quando a enfermeira me chamou, todos nós ficamos em silêncio. Entrei na sala de tratamento acompanhada pelo meu esposo. A enfermeira foi muito receptiva e alegre. Eu gostei do seu bom humor. Estava estampado no meu semblante que era o meu primeiro dia de tratamento. Portanto, ela foi muito gentil e me explicou tudo que preciava saber para vencer um dia de cada vez durante este processo. Deus estava usando Liz (minha primeira enfermeira) para me trazer fé e esperança. Mais tarde, descobri que ela era cristã.

Meu espírito foi elevado, embora eu também estivesse perguntando a Deus por que eu estava passando por tudo isso e como o nome Dele iria ser glorificado nesta situação. Eu não sabia todas as respostas para as minhas perguntas, mas uma coisa eu sabia e abraçava - Sua bondade e misericórdia me seguiriam todos os dias da minha vida (veja Salmos 23: 6). O Pai estava descortinando meu destino a cada manhã, e Ele estava sempre presente.

Saí do hospital depois de quatro horas de quimioterapia. Estava me sentindo muito bem, pronta para ir a algum lugar ou fazer alguma coisa. Eu me sentia hyper. Provavelmente passamos em algum lugar antes de ir para casa. No dia seguinte eu dormi toda vez que senti que precisava descansar. Após 48 horas depois da minha primeira dose de quimio, alguns efeitos colaterais começaram a surgir. Uma delas foi algo bem estranho e difícil de colocar em palavras. Eu não conseguia fixar meu olhar em nada a não ser o teto. Este sentimento durou horas. Parou depois de algumas semanas, mas foi muito desconfortável. Meu oncologista nunca tinha ouvido falar desse efeito colateral antes. Cada pessoa tem uma reação diferente durante o tratamento. É muito difícil prever.

UM PEQUENO INTERVALO

Na semana seguinte voltei ao trabalho e não precisei visitar o hospital durante o fim de semana. Até aquele momento, eu estava bem. Decidimos sair um pouco com meus pais, já que até agora eles só estavam frequentando a nossa casa e o hospital. Nós os levamos para dar um passeio pelo centro de Orlando. Estávamos simplesmente tentando ter uma vida normal, o máximo que podíamos. Distrair nossa mente neste momento era importante para nós, para que não ficássemos focados somente no tratamento. Tínhamos que pensar na nossa saúde mental também. A partir de então, o significado de pequenas coisas na vida, como esta de sairmos juntos como família para um passeio, tinha um significado bem maior para nós. A perspectiva que tínhamos em relação a vida estava começando a mudar.

NÓS PRECISAMOS DA SUA PRESENÇA

Nossa reunião de oração de sexta-feira continuou sendo um lugar de descanso para minha alma. Isso era verdade não só para mim, mas para todos na minha casa. Era um lugar onde a presença manifesta de Deus vinha consolar, restaurar e o Espírito Santo falar conosco. Às vezes era um lugar onde nós tínhamos que batalhar, chorar, declarar e chamar as coisas à existência. Essas reuniões foram vitais para nossa saúde espiritual durante esta jornada.

Não há nada que possamos fazer sem a presença de Deus. Depois de um encontro com o Pai, nós mudamos. Nossos valores, perspectivas e metas mudam. Durante esse tempo, vimos Deus se revelando como um Pai mais do que em qualquer outro momento de nossa vida - um Pai que se importa e está sempre presente. Eu, meus pais e meu esposo que vivemos cada minuto desta jornada, estávamos sendo transformados mais à semelhança de Jesus, a cada momento em que nos encontramos com Ele durante essas reuniões. É difícil colocar em palavras experiências tão pessoais e íntimas como estas, mas toda pessoa precisa experimentar isso.

Tu me farás ver os caminhos da vida; na tua presença há plenitude de alegria, na tua destra, delícias perpetuamente.
(Salmos 16:11)

NOTAS:
1. "Cateteres Venosos Centrais" (2016). *Instituto Oncoguia.* Disponível em: http://www.oncoguia.org.br/conteudo/cateteres-venosos-centrais/246/593/. Acesso em: Agosto 19, 2018.

Sete

SEGUNDA QUIMIO

Minha segunda semana depois da quimioterapia foi melhor. Eu trabalhei a semana toda e fui ao médico para tirar os pontos da cirurgia. Eu estava me recuperando.

Sexta-feira chegou e eu me preparei o máximo que pude para estar pronta para a próxima rodada do tratamento. Antes de receber uma dose de quimioterapia, o paciente tem que submeter-se a exame de sangue que faz contagem de células do sangue para garantir que seu corpo estaria preparado para receber a medicação. Depois do meu exame de sangue, fui informada que não podia tomar os medicamentos naquele dia. Para minha surpresa, meus glóbulos brancos estavam tão baixos que a enfermeira olhou para mim e disse: *"Você está sentindo alguma coisa?"* E eu disse: *"Não."* Ela disse: *"Sua contagem de células brancas está tão baixa que você não deveria nem estar aqui sem uma máscara ou sem algum tipo de reação."* Fiquei surpresa porque eu tinha levado meus pais para visitar uma feira comercial onde eu estava trabalhando no dia anterior. Eu estava no meio de uma multidão de pessoas e não sabia que não poderia estar ali. Deus estava cuidando de mim.

O hopital cancelou meu tratamendo naquele dia e me

aconselharam a ir para casa e voltar na semana seguinte. Era preciso dar um tempo para meu corpo se recuperasse da primeira quimioterapia e duas semanas não eram suficientes. Que aventura! Nós não sabíamos nada sobre este tipo de tratamento e estávamos aprendendo algo novo todos os dias.

PENSAMENTOS

A vida é interessante. Às vezes nós estamos andando em uma direção e de repente algo nos atinge. Durante esse "acidente de percurso" a melhor pergunta a fazer é: *"O que Deus quer me ensinar com isso?"* E não *"Por que, Deus?"* Nossa reação dita o próximo passo na busca de nosso objetivo.

Guia-me pelas veredas da justiça por amor do seu nome (Salmos 23:3)

DIA DAS MÃES

O Dia das Mães estava chegando. Cada momento contava, e precisávamos aproveitar o que podíamos, pois meu futuro estava incerto. Eu não sabia o que iria acontecer amanhã, então planejei aproveitar todos os dias ao máximo. Eu não comemorava o Dia das Mães com minha mãe por muitos anos devido à distância entre os locais onde moravamos. Foi maravilhoso tê-la conosco, então queríamos tornar este dia ainda mais especial.

Decidimos levá-la para almoçar em seu restaurante favorito e surpreendê-la com um cartão. Eu podia ver nos seus olhos o quanto isso significou para ela. A família é muito importante, e é em momentos como este que construímos boas memórias que duram para sempre em nossas mentes. Deus nos criou para sermos Sua família e vivermos em família.

Todo ser humano, de uma forma ou de outra, sente esta forte conexão e necessidade de se relacionar como família bem dentro de seus corações.

Honra teu pai e tua mãe, para que se prolonguem os teus dias na terra que o SENHOR, teu Deus, te dá. (Exodus 20:12)

SEGUNDA DOSE NOVAMENTE

Depois de tomar uma vacina para estimular meus glóbulos brancos, fui para a segunda dose de quimioterapia. Desta vez, a contagem de minhas células estava melhor, o suficiente para prosseguir com o tratamento. E assim foi - mais uma vez passando horas no hospital tomando os medicamentos.

Era o aniversário do meu marido e comemoramos durante a nossa reunião de oração de sexta-feira, louvando o Pai pela sua vida. Preparamos um bolo para ele no dia seguinte, apesar de eu ter dormido quase o dia todo. Não era o tipo de aniversário que eu gostaria de dar a ele, mas ambos ficamos gratos por passarmos aquele dia juntos e vivos mais um ano. Glória a Deus! Não tenho a intensão de dramatizar esta situação de forma alguma, mas quando passamos por momentos incertos como este, damos mais valor a momentos que as vezes considerávamos normais ou corriqueiros. Durante esta jornada, queríamos celebrar a vida todo minuto e fizemos isto com alegria.

A recuperação após a segunda dose foi mais difícil do que antes. Meu corpo estava começando a se acostumar com a quantidade de medicamentos que estava recebendo. Cada dose de quimio trazia reações diferentes. Não dava para prever como meu corpo reagiria na próxima dose. Foi uma fase de ajuste com muitos altos e baixos, porém decidimos viver um dia de cada vez.

AJUSTES

Às vezes é difícil se adaptar a uma nova fase ou estação de nossas vidas. Especialmente quando estas mudanças chegam repentinamente e não vêm exatamente da maneira que você esperava e sonhava. Em casos como esse, a melhor coisa a fazer é correr em direção ao Pai e não para longe Dele. David disse:

Perto está o SENHOR dos que têm o coração quebrantado e salva os de espírito oprimido. (Salmos 34:18)

Parte 4
Pepitas de Verdades

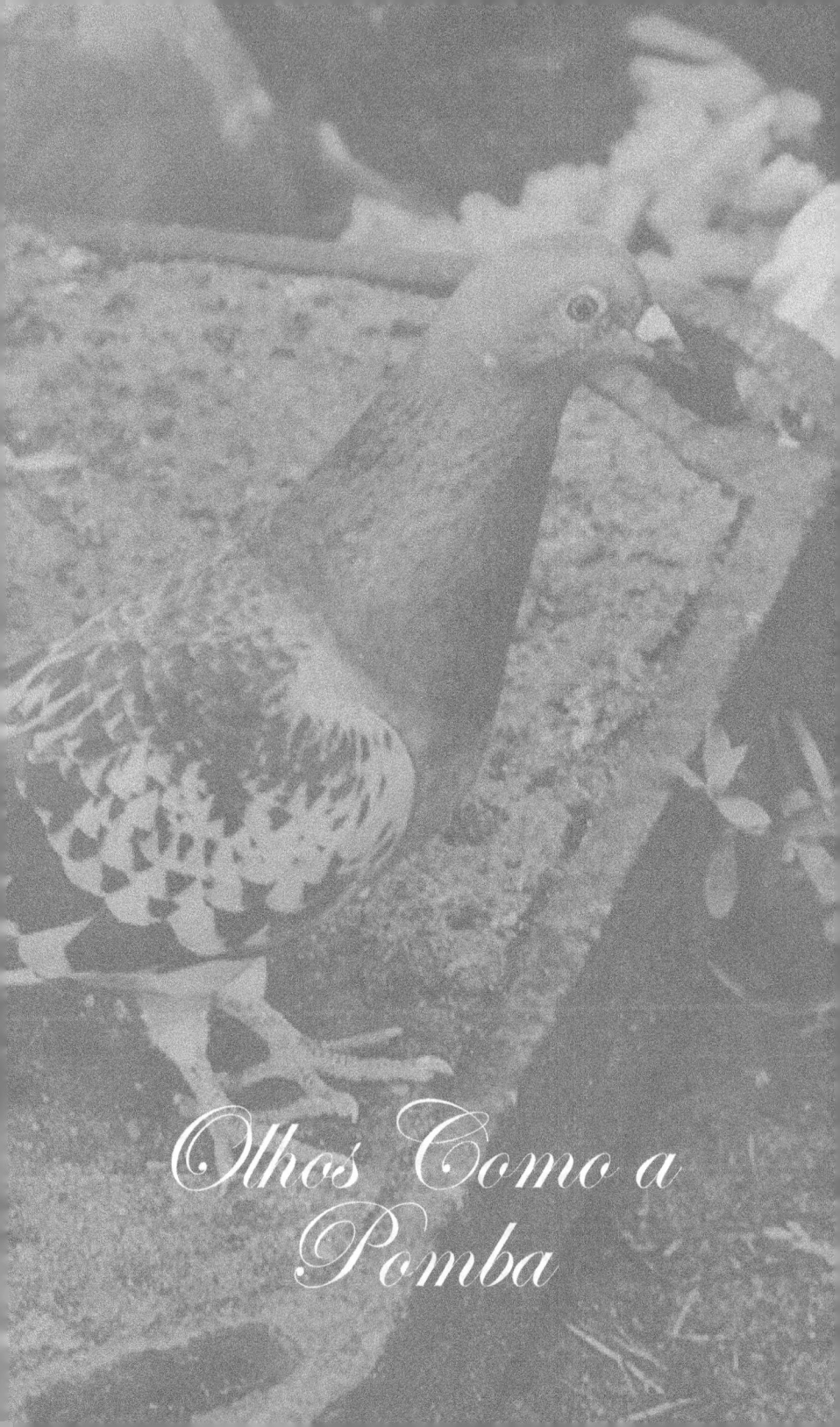

Olhos Como a Pomba

Oito

OLHOS COMO A POMBA

Eu estava fazendo o meu melhor para me preparar física e mentalmente para a terceira dose de quimioterapia. Decidimos que era uma boa ideia passar o fim de semana em uma cidade próxima, apenas para quebrar nossa rotina de "hospital –casa – trabalho."

Nesse meio tempo, aproveitamos a oportunidade para comemorar meu aniversário. Para mim, foi mais significativo do que nunca. Muitas coisas estavam acontecendo na minha mente naquele dia. Eu estava agradecida mas, ao mesmo tempo, estava pensando no meu próximo aniversário. Confesso que senti uma batalha mental em relação ao meu futuro.

Basicamente, eu tive que escolher entre dois pensamentos – vida ou morte. Eu escolhi ter "olhos como a pomba". Misty Edwards, da Casa Internacional de Oração em Kansas City (em Inglês - IHOPKC), escreveu uma canção baseada em um trecho do livro bíblico de Cântico dos Cânticos que dizia assim: *"Dê-me os olhos como de pomba; dê-me uma devoção exclusiva somente por Ti."*[1] Naquele momento, o que eu realmente precisava era manter meus olhos nos olhos do Pai e não deixar nada me distrair daquele relacionamento. Não importava o que estava à minha frente. Eu precisava manter uma devoção, sem distração, para com Deus. Eu acreditava em Suas promessas e em Seus pensamentos a meu respeito, e isso me confortou grandemente.

Porque sou eu que conheço os planos que tenho para vocês, diz o Senhor, planos de fazê-los prosperar e não de lhes causar dano, planos de dar-lhes esperança e um futuro. (Jeremias 29:11 NVI)

Eu abracei este versículo com todo o meu coração, sabendo que o que quer que estivesse acontecendo, Deus estaria me carregando todo o tempo.

Instruir-te-ei e ensinar-te-ei o caminho que deves seguir; guiar-te-ei com os meus olhos. (Salmos 32:8 ARC)

TERCEIRA DOSE: CONFIANÇA E DESCANSO

Embora eu estivesse me preparando para a terceira dose, isso não aconteceu. Minha contagem de células brancas estava baixa novamente. Não havia nada que eu pudesse fazer. Foi a segunda vez que tive que pular a quimioterapia. O fim de semana foi seguido por um feriado, e decidimos ficar em casa e descansar. Na verdade, não foi um "descanso" porque, ao mesmo tempo, estávamos nos preparando para nos mudar para outra casa e alguns de nossos parentes planejavam visitar-nos. Estas preparações foram uma boa distração mental para todos nós, por isso não tivemos que nos concentrar no tratamento e na minha situação.

Uma das coisas que aprendi com essa experiência foi que, quando você está em uma batalha, como meu corpo estava, há momentos em que você não pode fazer muito. Você tem que confiar em Deus e descansar. Na maioria das vezes, pelo menos para mim que sou uma pessoa muito ativa, isso não era uma coisa fácil de se fazer. Eu precisava da ajuda do Espírito Santo para me ensinar a desacelerar. Jesus foi meu maior exemplo de confiança. Isaías 53:5 diz: *Mas ele foi traspassado pelas nossas transgressões e moído pelas nossas iniquidades; o castigo que nos traz a paz estava sobre ele, e pelas suas pisaduras fomos sarados.* Ele sabia o que aconteceria com Ele durante sua jornada na terra e Sua confiança estava no Pai o tempo todo, independentemente das circunstâncias. Seu ato de rendição sempre me surpreendeu. Ele sabia o que estava por vir, mas não sabia a extensão da dor que ele teria que suportar como humano. As cicatrizes que Ele recebeu durante o Seu tempo na terra, Ele levará consigo para a eternidade. Eu não sabia o que estava por vir, e tinha que manter meus olhos fitos nos olhos do Pai e entregar-me a Ele, confiando em Suas promessas de me carregar por esse vale sombrio que me encontrava.

Ainda que eu ande pelo vale da sombra da morte, não temerei mal nenhum, porque tu estás comigo; o teu bordão e o teu cajado me consolam. (Salmos 23:4)

Neste Deus ponho a minha confiança e nada temerei. Que me pode fazer o homem? (Salmos 56:11)

SURPRESA DEBAIXO DO CARPETE

Além dos tratamentos e da chegada de nossos hóspedes do Brasil, estávamos nos mudando para uma nova casa. Tivemos muitas coisas acontecendo ao mesmo tempo. Eu não gosto muito de carpetes devido a alergias, então planejamos trocar o carpete da nossa casa, por um piso de madeira. Meu marido e meu pai decidiram tirar o carpete novinho em folha, recém colocado pela construtora, e preparar o chão para o novo acabamento.

Para nossa surpresa, quando eles começaram a puxar o carpete, encontraram uma linda superfície de concreto recém construída, porém com poeira de construção por toda a parte. Agora o trabalho deles era garantir que essa superfície estivesse totalmente limpa.

Muitas vezes, julgamos situações, pessoas ou circunstâncias muito rapidamente e superficialmente. Da mesma forma como esta experiência do carpete. Quando fizemos a primeira vistoria da casa, olhei para aquele piso acarpetado e me parecia muito limpo, com uma excelente aparência e até tinha aquele cheiro de carpete novinho em folha. Mas a poeira da construção residia logo abaixo daquela superfície.

Entre a primeira e a terceira doses de quimioterapia, meu tratamento teve que ser cancelado duas vezes porque minha contagem de células brancas era muito baixa. Mesmo que eu não pudesse sentir nada de diferente, isso era um sinal do que estava acontecendo com o meu corpo. Na verdade a batalha estava sendo travada e eu não percebia. Meu corpo estava armado e lutando com tudo o que tinha, contra aqueles novos medicamentos que eu estava tomando. Da mesma forma, as drogas que estavam sendo ministradas estavam, em contrapartida, lutando com o meu corpo para combater células indesejadas. Precisamos de discernimento para ver além da superfície. O Espírito Santo nos dá esse discernimento.

Sou teu servo; dá-me discernimento para compreender os teus testemunhos. (Salmos 119:125)

O temor do SENHOR é o princípio da sabedoria, e o conhecimento do Santo é prudência. (Provérbios 9:10)

A FONTE

Nas duas semanas que se seguiram, tudo estava coordenado como planajamos - a mudança foi feita, as visitas começaram a chegar e o tratamento estava em dia, pela primeira vez sem pular datas. Eu também fui capaz de continuar trabalhando normalmente.

Meu tempo de recuperação era de três dias a três dias e meio. Lentamente toda a estranheza que eu estava sentindo, depois de quarenta e oito horas de exame de quimioterapia, tinha ido embora. Foi o sentimento mais estranho que já experimentei na minha vida. Extremamente desconfortável. Eu dormia muitas horas durante os fins de semana. Toda vez que me sentia cansada ou precisava descansar, dormia um pouco. Isto me fazia muito bem. Por outro lado, eu era capaz de sair às vezes para fazer algo com minha família que estava nos visitando. Foi muito bom que eles pudessem ter vindo. Era uma oportunidade de conversar sobre muitos assuntos que tiravam meu foco do tratamento. Foi muito bom para todos nós que estávamos envolvidos diretamente no tratamento, tanto mental como emocionalmente. Outra coisa que estava me distraíndo era colocar minha nova casa em ordem depois da nossa mudança. Todos esses eventos nos ajudaram a sentir que estávamos vivendo uma vida "normal".

Tivemos que remarcar todos os exames de acompanhamento devido ao atraso no tratamento. Nessa altura, eu já estava quase no meio do protocolo de tratamentos da quimioterapia. Meu oncologista sugeriu que talvez eu pudesse terminar a quimioterapia mais cedo do que o esperado. A notícia me deu esperança, mas eu tive que passar por uma série de exames, para ver como meu corpo estava realmente respondendo a tudo.

Meu corpo começou a ceder ao fato de que a cada duas semanas eu recebería uma dose do coquetel de quimioterapia. Lentamente, eu estava ficando mais fraca; meu nível de energia estava diminuíndo ainda mais. Eu tinha que me concentrar em Deus, que era minha fonte de esperança, amor e fé e não permitir que minha mente fosse uma refém do medo.

"O poder (de Deus) não se curva ao pânico, pelo contrário, ele está firmado em Deus de onde se originou." - Rita Springer

Eu amo o que Rita Springer escreveu porque o poder de Deus é tão além de nossa compreensão e acima de todas as coisas. O Deus em quem eu confio, o Deus que me teceu no ventre de minha mãe (ver Salmos 139: 13), o Deus que criou todo o universo e colocou mar, céus, árvores e terra em seu lugar, com Seu poder estava me carregando através dessa estação desafiadora da minha vida, do início ao fim e Ele ainda sorria para mim durante a nossa jornada juntos – eu e o Pai.

Como eu poderia estar com raiva disso ou Dele? Não, eu estava grata por Suas promessas. Sim, havia muitas perguntas que eu não conseguia responder, mas eu as deixei de lado e firmei meus olhos nos olhos Dele - a fonte da vida. Como olhos de pomba! Uma devoção que não deixaría margens a distrações.

Pois tu formaste o meu interior, tu me teceste no seio de minha mãe. Graças te dou, visto que por modo assombrosamente maravilhoso me formaste; as tuas obras são admiráveis, e a minha alma o sabe muito bem. (Salmos 139:13-14)

NOTAS:

1. Misty Edwards, *Dove's Eyes*, Misty Edwards, Forerunner Music, 2007, CD.

Nove

UM CORAÇÃO ALEGRE

O coração alegre é bom remédio, mas o espírito abatido
faz secar os ossos. (Provérbios 17:22)

Salomão entendeu a importância de ter um coração alegre. Esta atitude trás saúde não só para a nossa alma, mas também para o nosso corpo. Segundo o Dicionário Webster, *alegre* significa: 1 a: cheio de um bom espírito, contente; "Um anfitrião alegre", b: generoso "obedecer com alegria", 2: condutor de alegria provavelmente para dissipar a tristeza ou preocupação; "Uma sala alegre e ensolarada."[1]

Além do significado de *alegre* ser "cheio de um bom espírito" e "condutor de alegria provavelmente para dissipar a tristeza ou preocupação", a palavra também significa "generoso" ou estar sem inveja ou relutante.[2] A relutância é uma resistência contra algo. Se estou lutando (resistindo) contra alguma coisa, provavelmente não terei um coração alegre, que é o remédio para o meu corpo. Eu precisava entregar meu corpo e todo meu ser a Deus naquele momento.

Será que eu precisava parar de lutar? Se lutar significa acreditar na vitória e manter meu nível de fé elevado, a resposta é: nunca. Mas se a luta era para resistir à busca de uma compreensão mais profunda da bondade e do amor de Deus, então a resposta era (e é) sim. Você tem que parar de ser relutante e parar de construir um muro de separação entre você e o amor de Deus com sua raiva, insatisfação, ódio, hesitação, reticência e falta de vontade.

A *rendição* é uma palavra que aparentemente não se encaixa nessa circunstância. Não estou falando de me render à doença. Esse não é o ponto aqui. Eu tive que aprender a ceder (render-me) ao poder de Deus para que o Espírito Santo – e não eu – pudesse assumir o controle de toda a situação em que eu me encontrava. Ele precisava me ensinar a ouvir Sua voz e fazer com que eu acreditasse em seu cuidado por mim. Eu não parei de comandar a doença para ir embora; esse era meu dever, mas a fim de aumentar minha fé e esperança, eu tinha que estar mais perto Dele, perto o suficiente para ouvir a Sua voz.

O ELEMENTO SURPRESA

Para se engajar em uma guerra, você precisa usar um princípio: o elemento surpresa. De acordo com Robert R. Leonhard em um artigo publicado na revista *Armchair General*:

Surpresa resulta da combinação de dois elementos. O primeiro é o tempo. Surpresa é um fenômeno temporal, e não faz sentido pensar em surpresa a menos que a mantenhamos em seu contexto de tempo. Surpresa ocorre quando um lado "gira o flanco do tempo" para o outro lado.

O outro elemento surpresa é a perpétua falta de digligência. Organizações militares estão perpetuamente despreparadas para o combate. A falta de praparo é a condição normal de todos os combatentes. Suponha que o inimigo saiba que um ataque é iminente. Ele, portanto, toma medidas extremas para preparar suas forças para a batalha. O problema é que ele pode se preparar apenas para o que ele pode antecipar. As técnicas para retardar a detecção do inimigo incluem o uso de furtividade, camuflagem, engano, medida de segurança operacional e a abordagem indireta. Uma emboscada, visa sobrecarregar o inimigo não apenas com armas de fogo, mas também com confusão, barulho e medo.

Surpresa, então, é um princípio de guerra que é atual. É uma característica duradoura da guerra, porque seus componentes - o tempo e a falta de diligência - são imutáveis. Assim como fizeram ao longo da história, os comandantes continuarão a buscar maneiras de retardar a detecção, acelerar o contato e variar o método de ataque, a fim de expor a falta de preparo do adversário, virar o flanco do tempo do inimigo e vencer.[3]

No meu caso, o elemento surpresa estava relacionado ao tempo e à diligência. O tempo estava relacionado ao fato de que eu não pulei nenhuma das nossas reuniões de oração, mesmo que elas estivessem no mesmo dia que eu tinha quimio. A diligência estava relacionada em adorar ao Pai durante essas reuniões. Era fundamental que eu estivesse lá, buscando a presença de Deus e sendo abraçada por Seus braços de amor. Que momento precioso quando meu esposo começava a profetizar, cantando e tocando violão. Deus nos visitava. Às vezes estávamos sentados no chão, de pé ou mesmo de joelhos, mas o mais importante era que a presença manifesta de Deus sempre nos visitava. Essas experiências eram como combustível para o meu espírito, concedendo-me o poder de suportar a   próxima rodada de quimio. Experimentar a bondade e o amor de Deus foi fundamental para nós nessa jornada única.

Sabíamos que o inimigo estava contra nós, por isto nos posicionávamos para adorar a Deus radicalmente com tudo o que tínhamos. Portanto, nossos olhos estavam fitos em Jesus, o amado de nossas almas. Cada reunião era diferente. Até hoje nos reunimos para adorá-lo todas as sextas-feiras à noite.

Estar imerso na presença de Deus com um coração alegre intimida o inimigo. Agora o jogo havia mudado. Nós não éramos aqueles que estavam temerosos, mas sim o inimigo. O espírito de enfermidade precisava sair em nome de Jesus porque nos posicionamos rendidos ao Seu amor. Isso nos trouxe fé e esperança.

RISADA

Falando do elemento surpresa, posso dizer que o riso é uma estratégia muito boa. Muitas vezes em nossas reuniões de oração e adoração, tivemos momentos em que sentimos uma onda de alegria vindo de Deus, de uma forma tão forte que não poderíamos explicar. Era um sentimento sobrenatural que foi derramado do céu para nós. Nós saímos dessas reuniões sentindo-nos muito bem.

Em 7 de março de 2005, os resultados deste estudo, realizado na Universidade de Maryland Medical Center, foram apresentados na Sessão Científica do *American College of Cardiology*, em Orlando, Flórida. O estudo dizia que:

Assistir a um filme engraçado aumenta o funcionamento dos vasos sanguíneos. O estresse diminuiu o fluxo sangüíneo em cerca de 35%, mas o riso aumentou em cerca de 22%, disseram ao American College of Cardiology.

Michael Miller, diretor de cardiologia preventiva da Universidade de Maryland Medical Center, que liderou a pesquisa, disse: "O endotélio é a primeira linha no desenvolvimento da aterosclerose ou endurecimento das artérias, por isso, dados os resultados de nosso estudo, É concebível que rir pode ser importante para manter um endotélio saudável e reduzir o risco de doença cardiovascular.

"No mínimo, o riso compensa o impacto do estresse mental, que é prejudicial ao endotélio." Ele acrescentou: "Trinta minutos de exercício três vezes por semana e 15 minutos de riso diariamente é provavelmente bom para o sistema vascular."[4]

Além disso, de acordo com Melinda Smith, M.A. e Jeanne Segal, Ph.D.:

O humor e o riso fortalecem seu sistema imunológico, aumentam sua energia, diminuem a dor e protegem-no dos efeitos prejudiciais do estresse. O melhor de tudo é que este medicamento inestimável é divertido, gratuito e fácil de usar.[5]

Um dos meus objetivos durante o tratamento foi fortalecer o meu sistema imunológico. Todos os membros da minha família que estavam me acompanhando diretamente, faziam suas próprias pesquisas sobre o assunto. Encontramos suplementos eficientes como Immunocal e certos tipos de alimentos, mas o riso foi o melhor achado entre estes. Lembro-me de um comentário que minha mãe fez quando estávamos olhando algumas fotos. Ela disse: *"Estamos sempre sorrindo nas fotos. Ninguém saberia dizer o que estávamos passando naquele momento só de olhar estas fotos."* Ela estava certa. Todo mundo estava sorrindo. Não havia um semblante triste. Nós não poderíamos explicar o porque disto, mas a única possibilidade era devido às misericórdias e à bondade sobrenatural de Deus. Eu estava caminhando pelo vale mais escuro da minha vida e, por alguma razão, experimentei ondas de alegria durante nossas reuniões de oração. Nossas fotos nos mostram sorrindo. Vai entender uma coisa dessas! Deus trabalha através de mistérios!

Mudaste o meu pranto em dança, a minha veste de lamento em veste de alegria. (Salmos 30:11 NVI)

O esplendor e a majestada estão diante dele; força e alegria na sua habitação. (1 Cronicas 16:27 NVI)

Então a nossa boca se encheu de riso, e a nossa língua de cantos de alegria. Até nas outras nações se dizia:"O Senhor fez coisas grandiosas por este povo." (Salmos 126:2 NVI)

NOTAS:

1. Alegre. In *Merriam-Webster.com*. Disponível em: https://www.merriam-webster.com/dictionary/cheerful. Acesso em: on April 28, 2017

2. Relutante. In *Merriam-Webster.com*. Disponível em: https://www.merriam-webster.com/dictionary/ungrudging. Acesso em: April 28, 2017

3. Leonhard. R., (n.d.). Surprise. *Armchair General.* Disponível em: http://www.jhuapl.info/ourwork/nsa/papers/surprise.pdf

4. Seiler, B., (2005). School of medicine study show laughter helps blood vessels function better. *University of Maryland Medical Center.* Disponível em: http://www.umm.edu/news-and-events/news-releases/2005/school-of-medicine-study-shows-laughter-helps-blood-vessels-function-better.

5. Robinson, L., Smith, M., & Segal, J., (2017). Laughter is the best medicine. *Helpguide.org.* Disponível em: https://www.helpguide.org/articles/emotional-health/laughter-is-the-best-medicine.htm

Dez

NÃO TOME POSSE DA DOENÇA

Meu oncologista mencionou que eu poderia parar de fazer quimioterapia se todos os meus primeiros testes depois do início do tratamento estivessem bons. Ainda tínhamos visitas em nossa casa. Por um lado, era bom para todos porque podíamos conversar, rir e ter tempo de qualidade em família. Eu às vezes saía para caminhar sozinha e outras vezes passeava com a família, mas meu foco principal era descansar o máximo que eu pudesse para gerenciar meu nível de energia. Os medicamentos estavam drenando minha energia.

Dois dias depois da sexta quimioterapia, tive febre e não me sentia bem. Foi um dia longo para mim. Minha tomografia computadorizada e teste do coração foram agendados para essa semana. Lembro-me como se fosse ontem. Quando entrei na sala para fazer o teste do coração, uma jovem enfermeira começou a me fazer toda a lista de perguntas que eu sempre tinha que responder antes de fazer estes testes. Ela me perguntou por que eu estava ali. Eu prontamente respondi: *"Eu realmente não sei, mas meu médico disse que eu precisava vir aqui."* Ela sorriu e continuou perguntando qual era o meu câncer. Eu me virei para ela e disse: *"Eu não tenho câncer, mas eu fui diagnosticáda com linfoma de Hodgkin."*

Ela olhou para mim, parou por alguns segundos, com uma expressão de admiração em seu rosto, e disse: *"Eu gosto da sua atitude. Eu queria que todos os meus pacientes tivessem uma atitude como a sua."* Então ela sorriu e começou o exame.

Uma coisa que nunca fiz foi declarar que possuía esta doença. Às vezes as pessoas dizem coisas sem pensar: *"Meu câncer, minha diabetes, minha doença."* Essas são expressões de posse. É como se você estivesse assumindo que estas doenças tenham domínio (posse) sobre você.

Na gramática, *meu* é classificado como um pronome possessívo:

Determina substantivo que representa um ser ou coisa pertencente à pessoa que fala: meu relógio; este cavalo é meu (propriedade).[1]

O câncer não me possuía. Era ilegal no meu corpo e tinha que sair. Eu não fui criada para ficar doente. Eu fui criada para refletir a glória de Deus. Jesus Cristo já levou sobre si todas as nossas enfermidades na cruz há cerca de 2.000 anos. Eu decidi acreditar e receber Sua palavra em minha vida pela fé. Essa doença não tinha nenhuma legalidade para estar em meu corpo.

E pelas suas pisaduras (que O feriram) nós somos sarados e feitos completos. (Isaías 53:5 AMPC-EN)

Que ato de amor Isaías descreve nesta passagem! Eu decidi abraçar este verso por completo durante a minha jornada e declarei estas palavras todos os dias. Não importavam as circunstâncias em que eu me encontrava, porém o mais importante era que a verdade a meu respeito era declarada através dos meus lábios.

Naquele momento, eu ainda tinha mais dois exames para serem feitos - o PET e outro para os meus pulmões. Os medicamentos que eu estava tomando poderiam afetar meu coração e pulmões, então eles precisavam ser monitorados.

ENTRE FELICIDADES E INCERTEZAS

Finalmente, chegou o dia da sétima quimio, seguida da visita ao médico. Eu estava esperando ouvir que tudo estava bem e eu poderia parar o tratamento de quimioterapia. Cada dose me fazia perder mais energia.

Dr. J.S. olhou para os resultados dos meus exames (na minha mente, uma música de antecipação estava tocando) e me disse que meu corpo estava limpo de qualquer célula cancerígena. A massa principal do tumor havia encolhido significativamente. Fiquei muito feliz com a notícia, mas depois o médico acrescentou: "Para consolidar o tratamento, quero que você tome mais um ciclo de quimioterapia e termine o protocolo." Bem, isso significava mais cinco doses. Definitivamente eu não gostei dessa parte da conversa. Mesmo que ele tenha suspendido duas das quatro drogas para não afetar mais meus pulmões, ainda faltava 50% do tratamento pela frente. Os resultados do meu exame do coração mostravam que o órgão estava excelente. Mais uma ótima notícia antes de saírmos da sala clínica.

Saí do consultório médico com uma mistura de felicidade e incerteza. Meu coração ficou feliz pelo fato de meu corpo estar livre de qualquer célula cancerígena e agradeci a Deus por

Sua bondade e misericórdia. Por outro lado, tinha que focar nas doses que eu ainda precisava tomar. Então eu decidi fazer um novo calendário de contagem regressiva para que todas as vezes que eu tomasse uma dose de quimio, eu iria riscar um dia da minha lista. Este simple excercício de visualização me ajudou a enxergar que a minha linha de chegada (término do tratamento) estava se aproximando. Era hora de reagrupar, reavaliar e traçar um novo plano para os próximos meses.

NOTAS:

1. Meu. Em *Significados*. Disponível em: https://www.significados.com.br/?s=meu. Acesso em: on Agosto 2, 2018

Onze

LIDANDO COM O MEDO

Muitas vezes na vida nos deparamos com o medo. Durante minha jornada, tive muitas batalhas com esse inimigo. Passei por muitas situações que desencadearam medo, como por exemplo: estresse, trauma, situações desconhecidas e assim por diante. Agora eu estava enfrentando outro fator que precisaria de coragem para vencê-lo. O que significaria passar por mais cinco doses de quimioterapia e um mês de radiação? Eu teria que aprender a lidar com esta situação que me assustava.

De acordo com o artigo que Julia Layton escreveu intitulado *"Como funciona o medo"*:

O medo é uma reação em cadeia no cérebro que começa com um estímulo estressante e termina com a liberação de substâncias químicas que causam um coração acelerado, respiração rápida e músculos energizados, entre outras coisas, também conhecida como luta ou resposta de uma luta. O estímulo pode ser provocado por uma aranha, uma faca na garganta, um auditório cheio de pessoas esperando que você fale ou o súbito baque da sua porta da frente de sua casa contra o batente.[1]

81

Você não pode prever quando vai sentir medo. Na maioria das vezes é involuntário e pode congelar suas reações. No entanto, você pode superar o medo sabendo quem você é em Deus.

Aqui está uma citação de Kris Vallotton sobre o medo:

O medo é um assassino em série e é o principal suspeito na morte de mais pessoas no planeta do que todas as outras doenças combinadas. O medo em todas as formas, tem sido associado a doenças cardíacas, câncer, distúrbios autoimunes, doenças mentais e muitas outras doenças. O medo é o tapete de boas vindas para a atividade demoníaca em nossas vidas. O profeta Isaías escreveu: "Você estará longe da opressão, porque já não temerá..." (Isaías 54:14). Quando rejeitamos o medo, vivemos em paz. Mas se permitirmos que o medo penetre em nossas vidas, logo nos veremos oprimidos, atormentados e torturados.

A maneira que Neemias usou para curar a ansiedade de seu povo era simplesmente "lembrar que o Senhor é grande e tremendo". O medo desmembra e desfigura nossa perspectiva de Deus, fazendo dele um peça impotente, controlado por nossas circunstâncias. Mas quando nos lembramos do Senhor e recontamos Suas obras, começamos a reformular nossa visão de Sua grandeza em nossos corações. Na medida em que meditamos em Sua grandeza, a confiança começa a brotar no solo da fé e logo a fantasia do medo é desmascarada, açoitada e desvanece.[2]

Uma das coisas que gostaria de destacar da citação de Kris é que lembrar a grandeza de Deus reformula nossa perspectiva em relação ao Pai e nos ajuda a superar o medo. Como nos lembraremos de Sua grandiosidade? Meditando em Sua Palavra e passando tempo com Ele em oração e adoração - construindo relacionamento. Ao crescer no relacionamento com Ele, penso e acredito como ele. "Porque, como imagina em sua alma, assim ele é" (Prov. 23:7). Além disso, é maravilhoso saber que Seus pensamentos sobre mim são pensamentos de paz para me dar um futuro e esperança.

Eu é que sei que pensamentos tenho a vosso respeito, diz o SENHOR; pensamentos de paz e não de mal, para vos dar o fim que desejais. (Jeremias 29:11 ARA)

Conforme nosso relacionamento com o Deus Pai cresce, nossa confiança em Seu amor também crescerá. Nossa "verdadeira" identidade Nele começa a ser revelada durante esses momentos com Ele. Conhecendo-O, conhecemos o Pai. O Espírito Santo expande essa revelação em nossos corações e mentes.

Eu amo o que João diz:

"Não há medo no amor (não existe pavor) mas total crescimento (completo, perfeito) o amor lança fora e expele todo traço de terror! Porque medo traz consigo todo pensamento de punição, e então, aquele que tem medo ainda não alcançou a total maturidade do amor (ainda não cresceu na perfeição completa do amor)." (1 João 4:18 AMPC-EN, ênfase minha)

Nosso amor deve crescer em maturidade, para que possamos estar seguros da nossa identidade real e enxergar a partir da perspectiva de Deus. Durante o nosso tempo com o Pai, devemos pedir-lhe que nos revele como Ele nos vê. Quando começamos a fazer isso, nosso paradigma mudará completamente. Seu amor por nós é tão profundo, tão imenso que é difícil entender.

Ao longo da última fase do tratamento, eu estava me esforçando para conhecê-lo mais. Percebi quão tangível o amor Dele estava empregado em meu ser interior. Eu comecei a sentir Seu amor e bondade de uma forma que eu jamais havia experimentado. Abracei a ideia de acordar todas as manhãs, sabendo que Ele me satisfaria com Seu amor infalível.

Satisfaze-nos pela manhã com o teu amor leal, e todos os nossos dias cantaremos felizes. (Salmos 90:14 NVI)

E esse mesmo amor é inabalável.

Embora os montes sejam sacudidos e as colinas sejam removidas, ainda assim a minha fidelidade para com você não será abalada, nem será removida a minha aliança de paz", diz o SENHOR, que tem compaixão de você. (Isaías 54:10 NVI)

Que boa maneira de começar um dia quando você sabe que tudo o que está por vir é tão imprevisível. O medo é um inimigo que precisa ser derrotado e você faz isso com o amor de Deus. O amor sempre vence.

Não tema as trevas ou a pressão dos lugares altos. Tema a Deus e deixe Ele te levar para um lugar além das suas abilidades atuais.[3]

O IMPREVISÍVEL ACONTECEU

O que podemos fazer quando o imprevisível acontece durante uma situação inesperada? Eu já estava passando por uma situação inesperada, e agora algo mais cruza meu caminho. Entre a oitava e nona dose de quimio, duas coisas importantes aconteceram. Uma delas foi ter a oportunidade de comemorando o Dia dos Pais com meu pai. Já fazia anos que não passava esta data com ele. Foi tão bom tê-lo aqui conosco. Nós nos divertimos muito juntos.

O segundo acontecimento foi que eu escorreguei no corredor do supermercado e cortei meu joelho com um pedaço de vidro. Tudo aconteceu no fim de semana que eu estava de folga do tratamento. Nós decidirmos ir ao supermercado fazer algumas compras. Uma atividade tão comum para muitos, mas fiquei muito feliz com essa idéia, porque no ciclo da quimio em que eu me encontrava, normalmente, não me sentia forte o suficiente para fazer esse tipo de atividade. Infelizmente, escorreguei no corredor onde um vidro de molho de tomate havia caído antes de eu chegar, e acabei tendo que ir ao pronto socorro do hospital mais perto. Ali estava eu novamente visitando um hospital logo no meu fim de semana de folga.

Eu não podia acreditar que estava no chão daquele recinto comercial com o meu joelho aberto. Achava que estava sonhando ou fazia parte de um filme, inacreditável. E lá estava eu no pronto-socorro, esperando para fazer um raio-x. Eu não sabia, até então, que havia um pedaço de vidro sujo de molho de tomate e tudo que estava naquele chão, debaixo da minha pele do meu joelho. O médico retirou o pedaço de vidro e fechou o corte com quatro pontos. Depois de algumas horas no hospital, fui para casa e não pude fazer muito em todo o restante do fim de semana.

Quando uma pessoa está fazendo quimioterapia, ela não pode ter nenhum corte em sua pele ou em qualquer outro lugar que possa trazer qualquer tipo de impureza em seu corpo. Seu sistema imunológico já está tão ocupado lutando por seu bem-estar que cortes ou feridas farão com que ele divida sua atenção. Esta situação trouxe consequências, mas eu estava grata a Deus que eu não precisei pular minha próxima dose de quimio. No entanto, levei um tempo para voltar a andar normalmente e recuperar do corte no joelho.

A misericórdia e a bondade de Deus se manifestaram mais uma vez e nós oferecemos um sacrifício de louvor a Ele no meio de uma situação desafiadora. A Bíblia fala de pessoas que passaram por situações semelhantes. Daniel era um prisioneiro na Babilônia que foi inesperadamente jogado na caverna dos leões. Ester já era órfã quando foi capturada para viver no palácio, longe de sua família mais próxima. José foi vendido por seus irmãos para morar na casa do faraó. Em todas essas situações, Deus os carregou no colo e lhes deu força para passar por provações. Eu decidi acreditar que Deus estava fazendo a mesma coisa comigo.

NOTAS:

1. Layton, J., (2005). How fear works. *HowStuffWorks Science.* Disponível em: http://science.howstuffworks.com/life/inside-the-mind/emotions/fear. htm

2. Vallotton, K., & Johnson, B., (2012). *Spirit Wars: Winning the Invisible Battle Against Sin and the Enemy.* Ada: Chosen Books.

3. Wallnau, Lance, (2013). Lance Wallnau. Disponível em: https://www.facebook.com/LanceWallnau/posts/10151956181249936? fref=nf

Doze

LUGAR DE DESCANSO SEM ESFORÇO

Melhor é uma mão cheia de descanso do que ambas mãos cheias
de trabalho penoso, em vão se esforça atrás do vento e de alimento.
(Eclesiastes 4:6 AMPC-EN)

De agora em diante, eu só tinha três doses de quimioterapia
para fazer e um mês de radiação. Eu estava indo trabalhar pelo
menos quatro dias por semana. Muitas vezes levei trabalho
para fazer em casa, para que eu pudesse descansar quando
precisasse durante o dia. Foi importante para mim fazer algum
tipo de atividade que exigisse foco mental. Isso me manteve
ocupada e não focada apenas na minha saúde. No entanto,
mais para o fim do tratamento, levantar cedo e me deslocar
para o trabalho era um esforço muito grande para mim. Eu
estava começando a ficar mais fraca fisicamente.

Percebi que só de estar trabalhando e fazendo algumas
atividades básicas do dia-a-dia já era um milagre. Olhando
para trás, não sei como consegui fazer tantas coisas naquele
ano. Eu tinha que declarar e comandar minha alma e corpo
que se levantasse todos os dias, acreditando que eu poderia
fazer tudo o que eu precisava fazer naquele dia. Não foi fácil,

e muitas vezes pedia ao meu marido para declarar palavras de encorajamento sobre mim, para que eu pudesse ouvi-las e exercitar minha fé.

Deus começou a falar comigo sobre a importância de habitar em Seu lugar de descanso sem se esforçar para fazer as coisas por conta própria. Eu sou uma pessoa muito ativa, então foi um desafio entender como isso poderia acontecer comigo. Eu ouvia o Espírito Santo me dizendo para fazer algumas coisas, confiar nEle que Ele cuidaria de todo o resto. Foi definitivamente uma questão de colocar minha confiança cem por cento Nele e em Seu amor por mim.

Oh Senhor dos Exércitos, bendito é o homen que em Ti confia! (Salmos 84:12)

Eu comecei a mudar minha maneira de pensar deixando Deus cuidar de algumas questões que precisavam de soluções, ao invés de eu tentar fazer tudo sozinha. Muitas vezes eram situações simples, mas que tinham um significado para mim. Havia uma enfermeira em particular com quem me identifiquei, mais do que com as outras, por sua maneira de proceder durante o tratamento. Como as enfermeiras mudam de turno toda semana, eu nunca sabia quando a encontraria novamente. Muitas vezes, eu pedia ao Senhor se naquela semana eu poderia ser atendida por ela durante a quimio e, com certeza, ela estava lá. Além do seu ótimo trabalho como enfermeira, ela estava sempre alegre e tinha um bom senso de humor.

Uma situação como esta parece muito simples, eu sei, mas Deus estava me ensinando algo. Poderia descrever muitos outros exemplos aqui, mas o ponto é que eu estava ampliando meu entendimento sobre como era importante confiar no

Pai para cuidar de mim nos mínimos detalhes. Rendição é a palavra chave neste contexto.

Beni Johnson disse em seu livro *O Intercessor Feliz* (que recomendo): *"A fé é mais o produto da rendição do que de esforço."[1]*

O dicionário Merriam-Webster diz que esforço é *"dedicar-se com muito empenho ou energia e lutar em oposição."[2]* E a entrega é *"render-se ao poder de outro; rendimento."[3]*

Portanto, é melhor se render do que se esforçar. Entregar-se à maneira de Deus de fazer as coisas e Sua vontade não é um processo inativo, mas uma mudança de mentalidade. Nosso sistema educacional hoje nos ensina a fazer algo em troca de sermos aceitos pelo outro. Em outras palavras, temos que trabalhar, nos esforçar ou realizar alguma coisa para que possamos ganhar nossa identidade. E quem sabe? Podemos até ser aceitos e amados por Deus também. Isso *não* é o que a Bíblia nos ensina. No reino de Deus, já começamos nossa jornada aceitos e amados. É nesse reconhecimento e crença que nossa identidade é formada. O desejo do Pai por nós é que creiamos e recebamos Seu amor para conosco, assim como entramos em Seu descanso.

Assim, ainda resta um descanso sabático para o povo de Deus; pois todo aquele que entra no descanso de Deus também descansa das suas obras, como Deus descansou das suas. (Hebrew 4:9-10 NVI)

O descanso de Deus é o nosso lugar de refúgio e paz. Aprendi mais ainda sobre este assunto quando comecei a me sentir sobrecarregada ou a me esforçar muito, desejando que algo acontecesse para interromper esta situação em que me encontrava. Eu precisava parar e voltar para o meu lugar de descanso Nele, re-alinhando meu coração e mente. Eu tive que encontrar e manter esse lugar no Pai, por mim mesma. Ninguém poderia fazer isto por mim. Quando chego lá, não importa o que estou fazendo, mas sinto muita paz e vivo minha vida de forma mais completa e eficaz em tudo que faço. É um processo de aprendizado progressivo que precisa ser continuamente praticado e desenvolvido.

A mudança de mentalidade vem quando aprendemos a não apenas conhecer, mas confiar e nos render à nossa fonte - Deus.

Se o Senhor não edificar a casa, em vão trabalham os que a edificam, se o Senhor não guardar a cidade, em vão vigia a sentinela. Inútil vos será levantar de madrugada, descansar tarde, comer o pão que (ansiosamente) granjeastes – porque Ele dá (bençãos) aos Seus amados enquanto dormem. (Salmos 127:1-2 AMPC), veja também Salmos 121:1-5.

Eu lia e meditava nessas passagens quase todos os dias durante aquele ano. Era importante para mim saber que o Senhor Deus estava cuidando de mim enquanto eu dormia. De fato, dormi muito durante todo esse processo. No começo, eu estava me esforçando para não dormir muito, pensando que estava perdendo meu tempo ou poderia estar fazendo outra coisa. Na verdade, eu tinha uma sensação de urgência de que precisava fazer algo ao máximo que pudesse, para ser curada. Deus chamou minha atenção dizendo que *Ele* era o único que me curava mesmo enquanto eu dormia. Ele me lembrava carinhosamente todos os dias desta lição que eu estava aprendendo. O Espirito Santo trazia uma nova revelação deste verso diariamente como expressão do Seu cuidado por mim. Minha parte foi aprender a confiar e a me render à Sua maneira de cuidar de mim. Eu sentia como se Ele estivesse me abraçando como um Pai, me puxando para perto de Seu peito, e me dizendo: *"Filha, está tudo bem. Eu estou cuidando de você. Você não precisa ficar ansiosa ou se esforçar mais. Eu estou aqui. Durma bem. Eu estou cuidando de tudo para você."*

Eu não posso enfatizar o suficiente que descansar no amor de Deus é um processo constante de aprendizado. A percepção de Deus como Pai cresceu significativamente em mim durante esse processo. Meu desejo é que essa mesma percepção cresça em você também. A próxima pergunta é: Será que posso aprender a entrar neste descanso do Pai? É um processo de aprendizado também? Sim, você pode aprender progressivamente a permanecer neste descanso.

Venham a mim, todos os que estão cansados e sobrecarregados, e eu darei descanso a vocês. Tomem sobre vocês o meu jugo e aprendam de mim, pois sou manso e humilde de coração, e vocês encontrarão descanso para as suas almas. Pois o meu jugo é suave e o meu fardo é leve." (Mateus 11:28- 30 NVI)

Nesta passagem, Jesus está falando sobre duas maneiras de descansar. A primeira é quando Ele diz que *Ele nos dará descanso.* Deus nos dá descanso das circunstâncias, dos nossos inimigos, de muitas coisas que nos afastam de Sua presença. De acordo com a Bíblia de Estudo de Palavras Chave Hebraico-Grego (Hebrew-Greek Key Word Study Bible NIV),[4] a palavra grega para *descanso* na primeira parte de Mateus 11:28 tem o mesmo significado que a palavra em Êxodo 33:14. No Antigo Testamento, a palavra hebráica correspondente a *descanso* é *nûach* e significa *estabelecer-se, ser* colocado. Deus está nos tirando de um lugar de problemas e nos colocando em um lugar de descanso.

"Respondeu-lhe: "A minha presença irá contigo, e eu te darei descanso." (Exôdo 33:14)

Assim diz o Senhor: O povo que se livrou da espada logrou graça no deserto. Eu irei e darei descanso a Israel. (Jeremias 31:2 ARA)

Na segunda parte de Mateus 11, Ele diz que *você encontrará descanso para suas almas.* De acordo com o Dicionário Conciso do Grego,[5] a palavra descansar aqui significa *anapausis* ou *lugar de descanso.* Precisamos buscar este lugar de descanso nEle, e quando buscamos, vamos encontrá-lo. É uma questão de escolha. Se quisermos procurar esse lugar de refúgio, podemos. Além disso, é um processo de amadurecimento na confiança Daquele que amamos. Nós crescemos toda vez que caminhamos em direção a esse lugar de descanso.

Deixe-me dar um exemplo que mudou minha vida. Em Cântico dos Cânticos capítulos 1 a 7, a mulher sulamita expressou seu desejo para com o amado de várias meneiras. Cada verso representa uma fase da sua vida, em que ela vê sua confiança e seu amor crescendo para com o Amando. Da mesma forma, ela gradativamente aprende a habitar ou permanecer no descanso do Seu amado (Jesus). Se você não estudou este livro, recomendo que o faça com a perspectiva de que Jesus é o Noivo e a noiva são aqueles que creem em Jesus. O meu estudo favorido sobre este livro é o escrito por Mike Bickle.[6]

Aqui está o processo da Sulamita encontrar o descanso do Pai:

1: *"Porque melhor é o teu amor do que o vinho."* (Cantares 1:2b)

Ela testa o amor Dele, mas ainda não o abraça (recebe). Quando escrevo sobre o amor do Pai aqui, estou falando também sobre o Seu descanso. O amor de Deus para conosco nos traz uma certeza de quem somos Nele e este entendimento nos traz descanso.

2: *"Eu sou do meu amado, e o meu amado é meu."* (Cantares 6:3a)

Amor e descanso estão crescendo no coração da noiva. Agora, ela pode dizer com confiança que encontrou um lugar de descanso.

3: *"Eu pertenço ao meu amado, e ele me deseja."* (Cantares 7:10 NVI).

Nesta fase de sua vida, a Sulamita entendeu não apenas com sua mente, mas com seu coração, que é o desejo do Pai que ela habite em Seu amor e descanso. Esta é uma revelação profunda e transformadora. Se você estudar mais a fundo esse processo de crescimento do seu amor para com o Pai e buscar o Seu descanso, isso mudará você para sempre.

O descanso é também um lugar de autoridade. É uma postura de confiança. Por quê? Porque é nesse lugar que a nossa verdadeira identidade nos é revelada. A identidade de quem somos em Cristo. Naquele último verso onde a Sulamita tinha verdadeira convicção em seu coração de que ela possuía tudo que o seu Amado (Jesus) tinha, porque ela sabia quem ela era Nele. Ao entregar meus pensamentos de medo, dúvida, insegurança, desesperança e todo tipo de sentimentos negativos a Deus, Ele me dá em troca paz e descanso. É uma ótima troca.

Entre a décima e a décima primeira dose de quimioterapia, tive muitos altos e baixos quanto à minha saúde. Mais uma vez, eu exercitei render-me e descansar no meu lugar de autoridade. Não via a hora de terminar o ciclo de quimioterapia. Tínhamos membros da família na cidade e esse tempo juntos em família nos distraía e nos ajudava a tirar nossas mentes do tratamento. Embora meu corpo estivesse fraco, tive que aprender a administrar como lidar com atividades diversas, para que eu pudesse participar um pouco mais do que a família estava fazendo e me distrair um pouco. Ao mesmo tempo, eu crescia no conhecimento de quem eu era Nele diariamente. Isso foi muito profundo para mim. Eu não poderia ter feito isso sem as orações dos santos de todo o mundo. Pessoas que não me conheciam estavam orando por mim. Orações são o catalisador para trazer o céus para a terra. Elas estavam me ajudando a permanecer no lugar secreto da presença e descanso de Deus. A partir dalí, tive que acreditar em Suas promessas de que Ele cuidaria de tudo para mim como Ele disse que faria no Salmos 127:1-2.

MAIS UMA RAZÃO PARA AGRADECER

O aniversário da minha mãe estava se aproximando. Eu realmente queria ter um dia agradável com ela. Ela havia deixado sua casa e todos os seus afazeres no Brasil para dedicar tempo para nos ajudar de todas as formas possíveis. Seu sacrifício foi precioso para nós e para Deus. Nós planejamos homenageá-la em seu aniversário, levando-a para seu restaurante favorito.

Uma semana antes do aniversário dela, eu tomei a décima dose de quimioterapia. Depois de setenta e duas horas, não me sentia muito bem e passei o dia todo em casa. Foi um dia difícil para mim. Durante momentos como esses, quando eu estava me sentindo fraca, decidi declarar palavras de fé, através de versículos bíblicos, para o meu corpo lembrando-me das promessas que Ele tem para mim.

Guardemos firme a confissão da esperança, sem vacilar, pois quem fez a promessa é fiel. (Hebreus 10:23)

Se habita em vós o Espírito daquele que ressuscitou a Jesus dentre os mortos, esse mesmo que ressuscitou a Cristo Jesus dentre os mortos vivificará também o vosso corpo mortal, por meio do seu Espírito, que em vós habita. (Romanos 8:11)

Ao que Jesus lhes disse: Tende fé em Deus; porque em verdade vos afirmo que, se alguém disser a este monte: Ergue-te e lança-te no mar, e não duvidar no seu coração, mas crer que se fará o que diz, assim será com ele. (Marcos 11:22-23)

Este é realmente um bom exercício para praticarmos no nosso dia-a-dia. Quando declaramos palavras de verdades que se alinham com os céus, estamos chamando à existência algo novo. Deus criou a terra chamando à existência, através de palavras, elementos da natureza que até então não existiam e estes passaram a existir. Ele fala e coisas passam a existir. Naquele dia eu estava fazendo o mesmo. Eu estava declarando as promessas e propósitos de Deus para mim e, ao mesmo tempo, lembrando em minha mente de quem eu era nEle. Foi uma ótima experiência.

No fim de semana seguinte, eu estava pronta para passar um tempo de qualidade com minha mãe, me alegrando com ela pela oportunidade de estar viva e bem. Mais uma vez, Deus demonstrou Sua bondade nos concedendo um tempo tão especial como aquele. Nosso querido Pai é detalhista. Ele tem prazer de cuidar até mesmo de pequenas detalhes como este, demonstrando Seu infalível amor.

NOTAS:

1. Johnson, B. (2009). *O Intercessor Feliz*. Brasília: Editora Chara.

2. Esforço. *Merriam-Webster.com*. Disponível em: https://www.merriam-webster.com/dictionary/striving. Acesso em: April 28, 2017.

3. Entrega. *Merriam-Webster.com*. Disponível em: https://www.merriam-webster.com/dictionary/surrender. Acesso em: April 28, 2017.

4. Zodhiates, S., Baker, W., Rake, T. & Kemp, D., (1996). *Hebrew-Greek Key Word Study Bible, NIV*. Chattanooga: AMG Publishers.

5. Kohlenberger III, J. R., & Swanson, J., (1996). *A Concise Dictionary of the Greek*. Chattanooga: AMG Publishers.

6. Bickle, M., Studies in the Song of Solomon, *MikeBickle*. Disponível em: http://mikebickle.org/resources/series/encountering-jesus-in-the-song-of-solomon

Treze

O SANGUE QUE CURA

Meu pai estava encarregado de monitorar todos os resultados dos meus exames de sangue. Ele montou um gráfico com o qual poderíamos ver o que estava acontecendo com todos os meus componentes sangüíneos que estavam sendo examinados desde o início do tratamento. Toda vez que eu ia ao hospital para tomar uma dose de quimioterapia, eu tinha que fazer um exame de sangue antes da dose.

Depois da décima primeira dose, meu pai percebeu que os reultados dos meus glóbulos vermelhos, estavam abaixo do esperado. Entramos em contato com o médico para obter sua opinião. Ele decidiu me receitar algumas doses de medicamentos injetáveis para estabilizar essa situação. Estes não poderia ser ministrados em casa. Eu teria que ir até o hospital para tomá-los. Isso significava que eu tinha que ir mais um dia da semana no hospital além dos outros que já estava indo. Eu não gosto de ir a hospitais como paciente. Eu prefiro ir aos hospitais para visitar ou orar por outros, mas desde que comecei os tratamentos, me sentia diferente. Eu aprendi a não somente dar assistência a outros mas ser aquela que também recebe ajuda de outros.

Segundo o Dr. Eric Rosenberger, M.D.:

Os glóbulos vermelhos têm vários papéis importantes para desempenhar em nossos corpos. A principal função dos glóbulos vermelhos é transportar oxigênio dos pulmões para os tecidos ao redor do corpo. Como função secundária, eles também são responsáveis por levar dióxido de carbono residual de seus tecidos para os pulmões, onde este pode ser eliminado. Quando os glóbulos vermelhos param de funcionar adequadamente, você pode ter certeza de que muitas coisas estão dando errado em seu corpo.[1]

Vamos começar com a primeira função das hemácias: elas trazem oxigênio dos pulmões. Sem oxigênio, não há vida, então os glóbulos vermelhos trazem vida ao nosso corpo. Este fato me lembra o sangue de Jesus derramado na cruz, que nos traz vida quando o aceitamos como Senhor e Salvador.

Portanto, assim como por um só homem entrou o pecado no mundo, e pelo pecado, a morte, assim também a morte passou a todos os homens, porque todos pecaram.

(Romanos 5:12)

Logo, muito mais agora, sendo justificados pelo seu sangue, seremos por ele salvos da ira. (Romans 5:9)

No qual temos a redenção, pelo seu sangue, a remissão dos pecados, segundo a riqueza da sua graça. (Efésios 1:7)

A função secundária do sangue é tirar tudo o que prejudica as nossas células. O sangue é responsável por nos limpar de todas as impurezas. Este também é um processo de cura. Se acumularmos coisas que contaminam nosso corpo, ficaremos doentes facilmente.

*Lava-me completamente da minha iniquidade e purifica-me
do meu pecado.* (Salmos 51:2)

*Muito mais o sangue de Cristo, que, pelo Espírito eterno, a
si mesmo se ofereceu sem mácula a Deus, purificará a nossa
consciência de obras mortas, para servirmos ao Deus vivo!*
(Hebreus 9:14)

No meu caso, eu precisava de ajuda extra para dar apoio
aos meus glóbulos vermelhos para que eles funcionassem bem.
Caso contrário, eles não estariam trazendo vida ao meu corpo
nem tirando todos os elementos indesejáveis e prejudiciais
que estavam enfraquecendo meu sistema imunológico.
Estas injeções eram a ajuda externa que era necessária para
estabilizar a função dos meus glóbulos vermelhos.

Há momentos na vida em que precisamos de uma "ajuda
externa" para indicar o caminho, dar apoio ou encorajamento,
ou estender a mão para elevar nossa esperança, para que
possamos continuar a correr a corrida que fomos chamados a
correr. De um modo geral, quando nosso sangue é saudável,
nosso corpo também é saudável, então, há cura no sangue.

O FATOR DO PÃO PARTIDO

Desde o início do tratamento, nós estavamos concientes
da importância de tomar a ceia (como Jesus nos ensinou)
todos os dias. Meu marido e eu estudamos muito sobre isso
e acreditamos que não devemos apenas tomar a ceia em
memória da morte e ressurreição de Cristo, mas declarar que,
através desse ato, a saúde que viria sobre meu corpo. Nós
oramos a passagem bíblica de Isaías 53:

O castigo (necessário para obter) paz e bem-estar para nós

99

estava sobre Ele e, pelas suas pisaduras (que O feriram), nós somos curados e feitos inteiros. (Isaías 53.5b AMPC)

Pão partido (quebrado) também fala sobre a forma com que corpo de Jesus foi machucado ou quebrado, morrendo em nosso lugar, para que tenhamos vida.

E, tomando um pão, tendo dado graças, o partiu e lhes deu, dizendo: Isto é o meu corpo oferecido por vós; fazei isto em memória de mim. (Lucas 22:19)

O corpo de Jesus nos foi dado como sacrifício na cruz para nossa redenção e entendemos a importância vital do que Ele fez. Orar e declarar a Palavra de Deus é igualmente importante para levar saúde ao nosso corpo físico. Gostaria de chamar sua atenção para a questão da ceia (comunhão). A palavra *comunhão* vem do Latin *communis* ou *communio*. Em Português, é a mesma palavra que *comunhão*.

O termo correspondente em grego é κοινωνια *(Koynonia), que é freqüentemente traduzido como "comunhão."[2]*

As definições em grego de J. Henry Thayer expandem ainda mais o significado:

1. Comunhão, associação, comunidade, comunhão, participação conjunta, relação sexual.

2. A parte que alguém tem em qualquer coisa, participação.

3. Relações sexuais, companheirismo, intimidade.[3]

Comunhão (ato de tomar a ceia) não é apenas o forte significado do vinho, simbolizando o sangue e o pão, o corpo de Jesus Cristo. É também um ato poderoso de obediência que nos une em comunhão, intimidade e participação com corações alegres e sinceros que traz revelação, clareza e um senso de aceitação. Fomos criados para ter *comunhão* uns com os outros e com o Pai.

Percebemos que, além de curar, tomar a ceia:

1: Abre os nossos olhos para ver e reconhecer melhor quem Jesus é:

E aconteceu que, quando estavam à mesa, tomando ele o pão, abençoou-o e, tendo-o partido, lhes deu; então, se lhes abriram os olhos, e reconheceram; mas ele desapareceu da presença deles. (Lucas 24:30-31 NVI)

2: Abre o caminho para os milagres acontecerem porque obedecemos à Sua Palavra e Ele está sempre conosco:

Ao saltarem em terra, viram ali umas brasas e, em cima, peixes; e havia também pão. Disse-lhes Jesus: Trazei alguns dos peixes que acabastes de apanhar. Simão Pedro entrou no barco e arrastou a rede para a terra, cheia de cento e cinquenta e três grandes peixes; e, não obstante serem tantos, a rede não se rompeu. Disse-lhes Jesus: Vinde, comei. Nenhum dos discípulos ousava perguntar-lhe: Quem és tu? Porque sabiam que era o Senhor. Veio Jesus, tomou o pão, e lhes deu, e, de igual modo, o peixe. E já era esta a terceira vez que Jesus se manifestava aos discípulos, depois de ressuscitado dentre os mortos. (João 21:9-14)

Depois que Jesus voltou ao Pai, os discípulos aprenderam com Ele essa prática, entendendo a importância da mesma, como Ele ensinava.

E perseveravam na doutrina dos apóstolos e na comunhão, no partir do pão e nas orações. Em cada alma havia temor;

e muitos prodígios e sinais eram feitos por intermédio dos apóstolos. Todos os que creram estavam juntos e tinham tudo em comum. (Atos 2:42-44)

Diariamente perseveravam unânimes no templo, partiam pão de casa em casa e tomavam as suas refeições com alegria e singeleza de coração, louvando a Deus e contando com a simpatia de todo o povo. Enquanto isso, acrescentava-lhes o Senhor, dia a dia, os que iam sendo salvos. (Atos 2:46-47)

Em ambas as passagens acima, podemos ver que Deus trouxe prosperidade e abundância entre eles. Milagres, sinais e maravilhas, almas sendo salvas, finanças e muitas outras bênçãos vieram que eu acho que não foram registradas aqui.

Percebemos que a comunhão era uma prática poderosa. Não apenas trouxe à lembrança a morte e ressurreição de Cristo, mas também nossa identidade como filhos e filhas, como foi no começo com o homem e a Trindade. Um verdadeiro relacionamento amoroso entre o Pai e Seus filhos.

NOTAS:

1. Rosenberger, E., (n.d.). "The functions of red blood cells." *Actforlibraries.org.* Disponível em: http://www.actforlibraries.org/the-functions-of-red-blood-cells/

2. Communion (Christian). *Dictionnaire Sensagent.* Disponível em: http://dictionnaire.sensagent.leparisien.fr/Communion%20(Christianity)/en-en/ Acesso em: April 28, 2017.

3. Koinonia. *Bibletooks.org.* Disponível em: http://www.bibletools.org/index.cfm/fuseaction/Lexicon.show/ID/G2842/koinonia.htm. Acesso em: April 28, 2017.

Parte 5
O Fim da Jornada

O Fim da
Quimioterapia

Quatorze

O FIM DA QUIMIOTERAPIA

Finalmente, o último dia de quimioterapia chegou. Eu estava em contagem regressiva desde o primeiro dia e agora era uma realidade. Fiquei extremamente feliz quando acordei naquele dia. Meu marido me deu um cartão e flores quando cheguei em casa. Recebi meu "diploma" quando saí do hospital e todas as enfermeiras vieram me cumprimentar e celebrar esta vitória comigo.

Embora eu estivesse feliz, eu estava muito fraca. Eu não podia acreditar que não teria que voltar para o hospital novamente. Naquele momento, eu só queria descansar e dormir. Recebi e-mails da família e de alguns amigos próximos celebrando o fim desta etapa comigo e tudo isso foi muito encorajador.

O médico me deu quatro semanas para descansar antes de começar a radiação. Eu tive que passar por todo o processo de checkup novamente durante este período de tempo e os testes que iriam me preparar para a radiação. Durante meu "descanso" de hospital, os médicos me mantiveram ocupada.

Uma semana depois, nosso amigo David Quinlan estava na cidade como estivera no início do tratamento. Não havia nada melhor do que reunir para adorar a Jesus com ele. Foi o que fizemos e a presença de Deus era doce e agradável. Nós precisávamos disso durante aqueles dias. A presença manifesta de Deus traz esperança, perspectiva, propósito, alegria, encorajamento e muito mais.

Tu me farás ver os caminhos da vida; na tua presença há plenitude de alegria, na tua destra, delícias perpetuamente. (Salmos 16:11)

Meu espírito e alma foram renovados no meio de Sua presença manifesta. Foi uma grande bênção para nós. Depois de três semanas, tivemos os resultados de todos os exames e, como todos estavam bons, decidimos passar o fim de semana perto da praia para quebrar um pouco a rotina. Eu me sentia abençoada e muito agradecida a Deus por ter esta oportunidade de aproveitar o fim de semana, mesmo com minhas limitações. Mais uma vez eu vi a bondade de Deus expressa através deste gesto.

Assim que voltamos, eu visitei o médico oncologista que iria me aplicar a radiação para fazer as simulações e ajustes de todos os detalhes para iniciar o novo tratamento nos próximos dias. Eu não sabia o que estava por vir.

FORTALECENDO O SEU SISTEMA DE DEFESA

Quimioterapia diminui seu nível de energia. De repente durante o tratamento, você não sabe para onde foi sua energia. É incrível como isto acontece e não é nada agradável. Eu gostaria que houvesse outro tratamento para diagnósticos como o meu. Quimioterapia é muito agressiva, não apenas para as células cancerígenas, mas para todo o corpo.

Uma das razões pelas quais eu estava me sentindo fraca era porque meu sistema imunológico estava sendo afetado. Ele lutava o tempo todo para manter minhas células em ordem, saudáveis e perfeitas. Eu sei que mencionei isso antes, mas é um assunto extremamente importante. O sistema imunológico é como um exército que luta para manter nosso corpo protegido. É nosso dever ajudá-lo com uma boa dieta, exercícios e muito descanso. Às vezes precisamos de uma ajuda extra de suplementos. Eu encontrei um que trazia otimos resultados para mim e tomei-o durante os tratamentos.[1]

Da mesma forma que este exército dentro de você está lutando em seu favor, havia dezenas de pessoas engajadas em oração por mim. Aquelas pessoas, muitas das quais eu jamais conheci, estavam orando para que minha cura acontecesse. Muitas delas estavam na "sala do trono de Deus" todos os dias, orando com afinco por mim. Meu marido e eu podíamos sentir quando essas orações se intensificavam.

Orações conectam o céus à terra. Quando oramos a Palavra de Deus, concordamos com o céus. Preste bem atenção nisto! Existe poder na concordância.

"Também lhes digo que, se dois de vocês concordarem aqui na terra a respeito de qualquer coisa que pedirem, meu Pai, no céu, os atenderá. Pois, onde dois ou três se reúnem em meu nome, eu estou no meio deles."
(Mateus 18:19-20)

Orações liberam anjos para lutar em nosso favor. Eu sei que haviam anjos lutando por mim. Todos os dias nossas orações não eram apenas para minha cura, mas também para aqueles que estavam orando por mim. Nós os abençoávamos. Quando oramos por alguém ou algo de acordo com a vontade de Deus, somos abençoados da mesma forma. Eu sabia que todas essas pessoas que estavam orando por mim estavam sendo abençoadas como nós.

Eu estava tomando suplementos e vacinas para fortalecer meu sistema imunológico para que meu corpo pudesse lutar adequadamente pela minha cura física. Da mesma forma, o exército de guerreiros de oração que Deus levantou estavam lutando pela minha cura. Eles desempenharam um papel muito importante em nossas vidas, e eu sou incrivelmente grata por eles. Até hoje eu encontro pessoas que eu não sabia que estavam orando por mim. Deus tem seus próprios métodos para mobilizar Seu povo para cumprir Seus propósitos e planos.

NOTAS:

1. Immunocal era o suplemento que eu tomava para ajudar a fortalecer meu sistema imunológico. Para mais informações visite o website: www. immunotek.com.

Quinze

A ÚLTIMA PARTE DO TRATAMENTO: MISERICÓRDIA

Meu tratamento estava quase finalizado. Eu tinha um mês de radiação para fazer. Depois de um intervalo de quatro semanas entre os tratamentos, chegou a hora da última parte dessa jornada. Antes de começar, tive que fazer uma seção de simulação para mapear meu corpo e marcar todos os pontos de referência para receber a radiação.

Não foi fácil para mim fazer a sessão de simulação. Para marcar onde o "tiro" de radiação deveria ser, eu tive que usar uma máscara moldada só para mim. Essa máscara ajudaria minha cabeça a ficar imóvel e meu queixo distante do lugar onde iria receber a radiação.

Depois que o molde foi feito, eu tive que testar a máscara. Foi muito desafiador para mim ficar praticamente presa pela cabeça naquela mesa. Era um sentimento que nunca esquecerei - desconfortável e claustrofóbico ao mesmo tempo. Eu nunca havia sentido claustrofobia antes, mas experimentei naquele momento. Era uma sensação difícil de lidar, de pânico, que eu tive que administrar todos os dias por um mês.

109

Que desafio estava pela frente! Novamente, tive que buscar algo novo de Deus para ter forças para passar por esta fase da minha jornada.

Há sempre algo novo e fresco em Deus. Ele é uma fonte inesgotável de sabedoria, paz, amor e muito mais. Nós nunca chegaremos ao fim de Seus atributos.

Esqueçam o que se foi; não vivam no passado. Vejam, estou fazendo uma coisa nova! Ela já está surgindo! Vocês não a reconhecem? Até no deserto vou abrir um caminho e riachos no ermo. (Isaías 43:18-19 NVI)

Toda vez que O buscamos, Ele vem. As sessões de radiação aconteciam todas as manhãs durante aquelas quatro semanas. Todos os dias, quando tinha que colocar aquela máscara, pedia ao Senhor que ficasse ali comigo; caso contrário, eu não conseguiria fazer o tratamento. Mesmo tendo sempre um membro da família me acompanhando durante minhas sessões, quanto eu entrava na sala de radiação e olhava o que tinha que usar para fazer o tratamento, eu precisava Dele e da Sua presença comigo, desesperadamente. Como eu disse acima, Deus sempre tem algo novo quando O buscamos, então, durante esse tempo, Ele começou a descortinar mais a respeito da Sua misericórdia para comigo.

Primeiramente, Deus mostra Sua misericórdia trazendo à nossa memória que Ele é o Criador de todas as coisas. A profunda revelação de nosso criador, Deus Pai, nos traz esperança porque Ele tem o poder de criar um caminho onde aparentemente não há um.

"Eu sou o SENHOR, o Santo de vocês, o Criador de Israel e o seu Rei". Assim diz o SENHOR, aquele que fez um caminho

pelo mar, uma vereda pelas águas violentas.
(Isaías 43: 15-16 NVI)

Muitas vezes, a primeira coisa que vem à nossa mente quando falamos sobre a misericórdia de Deus é o sentimento de compaixão. No entanto, descobri que Sua misericórdia não está relacionada apenas à compaixão, mas também a outras coisas. Em Isaías 54:10, o autor descreve dois outros significados para a misericórdia:

Embora os montes sejam sacudidos e as colinas sejam removidas, ainda assim a minha bondade para com você não será abalada, nem será removida a minha aliança de paz," diz o SENHOR, que tem compaixão de você.
(Isaías 54:10 NIV-EN)

O primeiro é bondade. Na minha jornada através deste tratamento, eu vi a manifestação de Sua misericórdia através de Sua bondade a cada dia. Não nos faltou nada. Deus usou pessoas, circunstâncias e muitas outras coisas para nos prover. Muitas vezes, durante o tempo de oração, sentíamos que Deus nos abraçava com o calor da Sua presença. Como resultado, começávamos a orar ou cantar sobre o mistério da Sua bondade. Foi um daqueles momentos indescritíveis que eu não pude colocar em palavras, mas eu sabia que alguma coisa estava mudando de dentro do meu coração e da minha mente.

Muitas vezes, perguntei a Deus como Sua bondade poderia se relacionar com tempos difíceis como este que estávamos passando. Sua resposta para mim naquele momento era me fazer sentir envolvida pelos Seus braços de amor como um pai faz com seus filhos. Naquele momento, eu só queria desfrutar do amor dele e esquecer todo o resto. Eu sabia que Deus estava trabalhando na minha alma e curando não apenas meu corpo, mas minha mente e emoções também.

Num impulso de indignação escondi de você por um instante o meu rosto, mas com bondade eterna terei compaixão de você," diz o SENHOR, o seu Redentor. (Isaías 54:8 NVI)

O segundo significado é uma aliança de paz. Deus faz um contrato ou juramento eterno conosco que expressa um de seus maravilhosos atributos - a paz. Lexical Aids (Estudos do Velho Testamento) diz que a paz: *"essencialmente denota uma condição satisfeita, um estado de tranquilidade, uma sensação de bem-estar, tanto externamente quanto internamente."¹* A preocupação do Pai não é apenas com o nosso espírito e alma, mas com o nosso corpo também. Ele nos ama como um todo. Ele também está interessado em meu bem-estar físico.

"E o seu nome será... Príncipe da Paz" (Is. 9:6) quando o Seu governo for estabelecido em todo o mundo. O que é a paz? Em Filipenses 4:7, Paulo diz: *E a paz de Deus, que excede todo o entendimento, guardará o coração e a mente de vocês em Cristo Jesus.* (Filipenses 4:7 NVI) Sua paz realmente transcende todo entendimento. É como o vento - difícil de explicar, mas você definitivamente pode senti-lo.

Descobri que Deus gosta de expressar sua misericórdia por meio de uma aliança de paz com o Seu povo. Ele acha prazer em fazer isso; é uma aliança que dura eternamente porque Ele é um Deus fiel.

Farei uma aliança de paz com eles; será uma aliança eterna. Eu os firmarei e os multiplicarei, e porei o meu santuário no meio deles para sempre. (Ezequiel 37:26 NVI)

Durante meus últimos dias de tratamento, entendi que a expressão das misericórdias de Deus para comigo, eram mais profundas do que eu pensava. Ele me transformou e me curou como um todo - espírito, alma e corpo. Sua misericórdia era um lugar de refúgio em tempos difíceis.

Tem misericórdia de mim, ó Deus, tem misericórdia, pois em ti a minha alma se refugia; à sombra das tuas asas me abrigo, até que passem as calamidades.
(Salmos 57:1 ARA)

NOTAS:

1. Adams, L. (2011). "The point – Pursue peace." *Leah Adams*. Disponível em: http://www.leahadams.org/the-point-pursue-peace/ Acesso em: April 28, 2017.

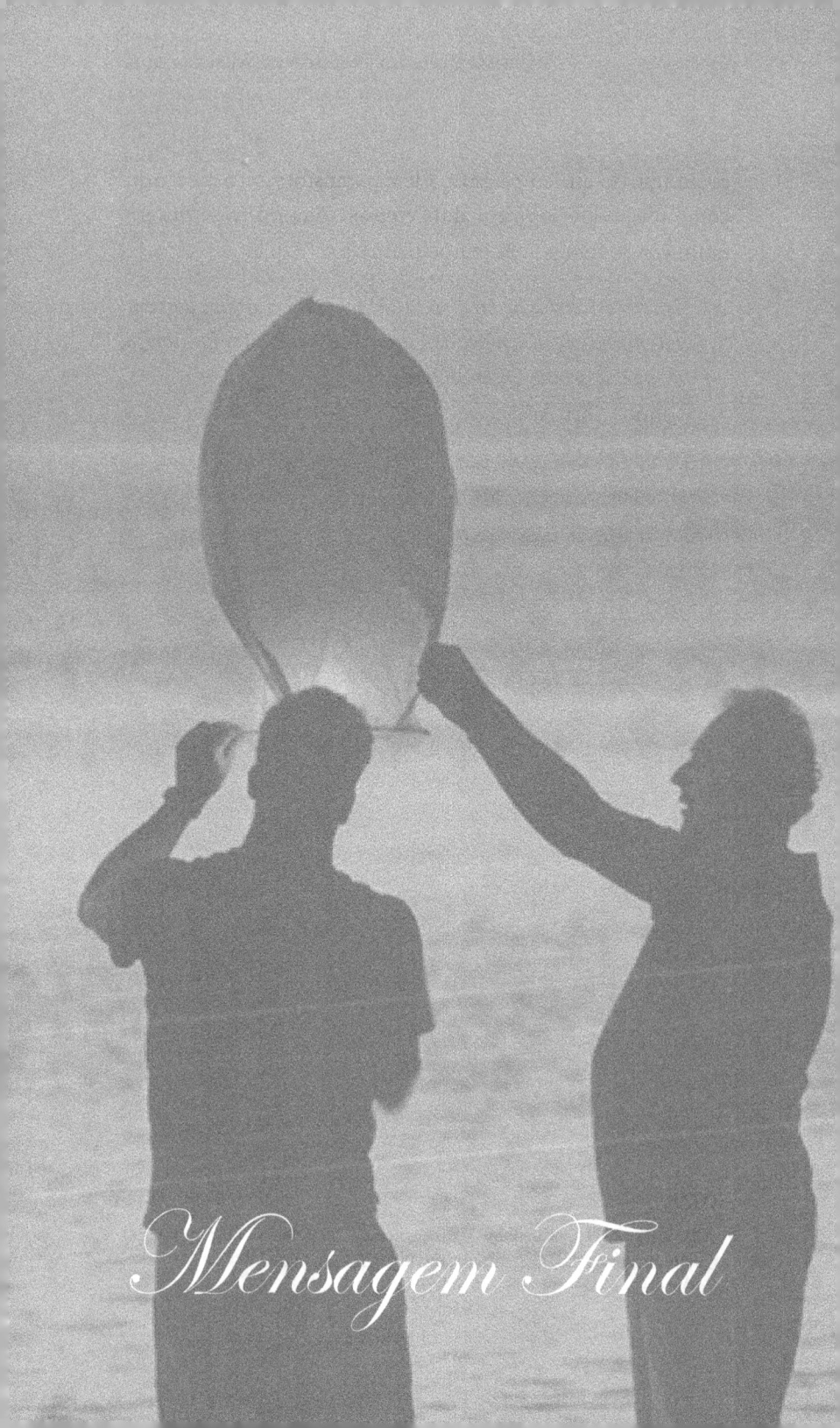
Mensagem Final

Dezesseis

MENSAGEM FINAL

Querido amigo, eu o encorajo a se esconder sob a sombra de Sua glória e bondade durante os tempos de angústia. Lá você encontrará a misericórdia de Deus, isto é, a manifestação da Sua eterna bondade e amor, assim como a aliança de paz que Ele faz conosco. A presença manifesta de Deus lhe dará força durante a sua jornada.

Minha oração é para que você mantenha seus olhos nos olhos do Pai. Não olhe para baixo, ceda ou desista. Ele guiará os seus passos até o fim. Se você nunca teve a chance de entregar todo o seu ser ao Deus Pai ou gostaria de reconectar com Ele novamente, faça esta oração comigo:

Pai, eu venho a Ti, para entregar toda a minha vida a Ti hoje.

Perdoa meus pecados e renova minha mente. Cura-me completamente.

Eu sei e reconheço que Teu sangue derramado na cruz foi para mim também, e não foi em vão.

Eu te dou acesso total à minha vida. Abre meus olhos para Te ver de uma maneira diferente como eu nunca havia Te visto antes.

Jesus, revela Teu amor eterno e Tua misericórdia para mim.
Amém!

Depois que eu terminei todas as sessões de radiação, eu estava muito feliz pela oportunidade de começar a viver novamente uma vida normal com meu marido, família e amigos. Esta jornada não foi apenas minha, todos que estavam perto de mim e vivenciaram esta caminhada comigo, também foram transformados de alguma maneira. Nós vimos Deus.

Levei alguns anos para ter meu nível de energia de volta ao normal, mas hoje estou totalmente curada, graças ao Seu amor e misericórdia. Há alguns anos atrás, tive a oportunidade de participar de uma prova de triatlon. Foi uma experiência muito significatíva para mim, porque sempre pratiquei esportes e não conseguia ver como poderia voltar à rotina esportiva, depois de um tratamento tão agressivo como este.

Eu sei que o Pai quer que eu deixe esta mensagem, especialmente para você. Você é importante para Deus.

Seje encorajado!

Oração pela Cura

ORAÇÃO PELA CURA

Querido Pai, eu acredito em Suas promessas e em Sua Palavra que diz: "pelas Suas pisaduras fomos curados." Eu recebo estas palavras em meu coração. Eu declaro que Seu sangue não está apenas sobre mim, mas está correndo em minhas veias e me curando agora.

Obrigada por Seu sacrifício na cruz em meu lugar.

Eu estou curada. Eu creio e recebo o Seu amor.

Amém!

"E, se o Espírito daquele que ressuscitou Jesus dentre os mortos habita em vocês, aquele que ressuscitou a Cristo dentre os mortos também dará a vida a seus corpos mortais, por meio do seu Espírito, que habita em vocês."

Romanos 8:11

APÊNDICE

LETRA DA MÚSICA *"CHUVA QUE CURA"*
por Michael W. Smith

Chuva que cura está caindo,
Está chegando perto desta cidade.
Ricos e pobres, fracos e fortes:
Está trazendo misericórdia, e não irá demorar.

Chuva que cura está caindo
Se aproximando do perdido e daquele encontrado
Lágrimas de alegria e lágrimas de vergonha
São lavadas para sempre em nome de Jesus

Chuva que cura está caindo com fogo
Então deixe cair para nos levar mais alto
Chuva que cura, Não tenho medo
De ser lavado nesta chuva celestial

Levante sua face e volte
Para o propiciatório onde tudo começou
Em seus olhos eu vejo a dor
Venha encharcar este coração seco com a chuva que cura

E somente Tu, O Filho do Homem
Pode levantar um leproso
Então levante suas mãos para serem alcançadas
Pelo Soberano, o grande Eu Sou

Chuva que cura está caindo com fogo
Então deixe cair para nos levar mais alto
Chuva que cura, Não tenho medo
De ser lavado nesta chuva celestial
De ser lavado nesta chuva celestial

Chuva que cura está caindo
Chuva que cura está caindo
Não tenho medo
Não tenho medo

SOBRE A AUTORA

Diana Scates é uma designer, intercessora, pesquisadora, autora, palestrante, esposa e uma pessoa que ama Deus profundamente. Ela co-fundou, com o marido o Ministério Rivers of Judah Ministries (RJM) e Creator. O RJM é um ministério de intercessão e adoração dedicado ao treinamento e aconselhamento de indivíduos que desejam aprender como desenvolver um estilo de vida de intimidade com Deus. Creator é uma empresa de design que adotou o Design Thinking como uma disciplina central para identificar soluções para problemas em setores como Arquitetura, Hotelaria e Saúde. Diana tem o desejo de ver o poder da cura de Deus tocar as pessoas através da oração e adoração. Ela mora com o marido, Lance, em Orlando, Flórida.

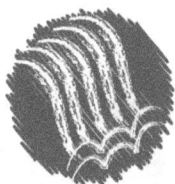

Rivers of Judah
Ministries

Em 2002, meu marido Lance Scates e eu iniciamos reuniões de oração (estilo harpa e taça - IHOP) todas as sextas-feiras à noite em Orlando, Flórida. Desde então, tem sido um tempo fervoroso de oração e adoração semanalmente. Eu nunca perdi uma reunião, embora o meu tratamento fosse às sextas-feiras de manhã. A música espontânea cantada nessas reuniões elevou meu espírito e revigorou meu corpo e minha alma. Eu conseguia até tocar flauta a maior parte do tempo acompanhando o Lance no violão. Cada reunião de sexta-feira a noite era um momento edificante e de renôvo para mim.

Eu realmente acredito que a música, quando inspirada por Deus, carrega um poder de cura dentro dela. Eu vos encorajo a visitar a playlist do site Rivers of Judah Ministries (RJM) e ouvir alguns momentos de nossas reuniões. Caso contrário, se você estiver na área de Orlando, você é mais que bem-vindo para nos visitar em nosso novo local.

INFORMAÇÕES DE CONTATO

Para entrar em contato com a autora para falar em sua igreja, conferência, hospitais ou clínicas:

Diana Scates
Rivers of Judah Ministries
diana@riversofjudah.com
www.riversofjudah.com

Para pedir livros, ouvir podcasts ou músicas espontâneas de cura, visite www.riversofjudah.com

www.ingramcontent.com/pod-product-compliance
Lightning Source LLC
Chambersburg PA
CBHW050531280326
41933CB00011B/1539